Nateneal Tamerat Beyene

Parasitas Helmintos Veterinários: Revisão Concisa

Nateneal Tamerat Beyene

Parasitas Helmintos Veterinários: Revisão Concisa

ScienciaScripts

Imprint

Any brand names and product names mentioned in this book are subject to trademark, brand or patent protection and are trademarks or registered trademarks of their respective holders. The use of brand names, product names, common names, trade names, product descriptions etc. even without a particular marking in this work is in no way to be construed to mean that such names may be regarded as unrestricted in respect of trademark and brand protection legislation and could thus be used by anyone.

Cover image: www.ingimage.com

This book is a translation from the original published under ISBN 978-3-659-86633-3.

Publisher:
Sciencia Scripts
is a trademark of
Dodo Books Indian Ocean Ltd. and OmniScriptum S.R.L publishing group

120 High Road, East Finchley, London, N2 9ED, United Kingdom
Str. Armeneasca 28/1, office 1, Chisinau MD-2012, Republic of Moldova, Europe
Managing Directors: Ieva Konstantinova, Victoria Ursu
info@omniscriptum.com

Printed at: see last page
ISBN: 978-620-3-34065-5

ÍNDICE

1. INTRODUÇÃO

1.1 INTRODUÇÃO À PARASITOLOGIA VETERINÁRIA

Parasitologia (grego: *para* = ao lado de; *sitos* = alimento): é o estudo do fenómeno do parasitismo [o estudo da relação entre um parasita e o seu hospedeiro]. Este modo de existência é a forma mais bem sucedida de ganhar a vida, e estima-se que nada menos que 80% de todas as espécies de organismos são parasitas. A Parasitologia é a área da biologia que se ocupa dos fenómenos de dependência de um organismo vivo em relação a outro. É uma disciplina multidisciplinar e coerente que abrange os domínios da morfologia, da biologia molecular, da epidemiologia, da patologia, da imunologia, da bioquímica, da fisiologia, da farmacologia e da biologia celular, etc. Proporciona uma melhor compreensão da biologia, dos efeitos patogénicos, dos métodos de diagnóstico, do tratamento e das medidas de controlo contra um parasita.

A Parasitologia divide-se em três categorias:

1. Parasitologia veterinária:

❖ Helmintologia _ estudo dos vermes parasitas

❖ Protozoologia _ estudo dos protozoários parasitas

❖ Entomologia _ estudo dos Artrópodes de importância veterinária

2. Parasitologia médica: estudo dos parasitas de importância médica

3. Parasitologia agrícola: estudo dos parasitas de importância nas plantas.

Objectivos da Parasitologia Veterinária:

o Compreender a biologia e a ecologia dos parasitas

o Ensinar a arte do diagnóstico das doenças parasitárias.

o Conhecer as relações parasita-hospedeiro.

o Aprender métodos de tratamento, prevenção e controlo das doenças parasitárias.

o Estudar as doenças parasitárias zoonóticas.

1.2 . TERMINOLOGIAS E DEFINIÇÕES EM PARASITOLOGIA VETERINÁRIA

1. Parasitismo - é a associação entre o parasita e o hospedeiro. Parasitismo é a forma de associação entre dois organismos em que um (parasita) vive dentro ou sobre outro associado (hospedeiro). O parasitismo é apenas uma das muitas associações animais. Na maioria dos casos de parasitismo, a associação é para o benefício do parasita e em detrimento do hospedeiro.

2. Parasita - vem da palavra grega e significa literalmente "Situado ao lado". Parasitas são organismos que vivem sobre ou dentro de outro organismo vivo (chamado hospedeiro) e são metabolicamente dependentes dele, direta ou indiretamente, causando algum grau de dano ao hospedeiro. De facto, um parasita é qualquer organismo, animal ou vegetal, que, durante a totalidade ou parte da sua vida, vive sobre ou no corpo de outro organismo de espécie diferente, do qual retira o seu sustento, à custa do hospedeiro, durante a totalidade ou parte da sua existência.

Os parasitas podem habitar todos os órgãos e sistemas orgânicos do corpo do animal. São normalmente mais pequenos do que o seu hospedeiro, mas têm um maior potencial de reprodução. Não tentam matar propositadamente o seu hospedeiro, mas deslocam-se para o nicho disponível e qualquer dano causado é coincidência. Estão apenas a tentar ganhar a vida e deixar o seu ADN para a posteridade. Por exemplo: membros de Helmintos, Artrópodes e protozoários são parasitas de animais domésticos e do homem.

Um bom parasita provoca pouca ou nenhuma reação por parte do hospedeiro. O sucesso ou o fracasso do parasitismo é determinado pelo grau de disparidade antigénica entre o hospedeiro e o parasita. Os parasitas mais antigos e mais bem adaptados eliminaram cada vez mais os factores de reconhecimento estranhos ao hospedeiro, ou seja, partilham um certo número de antigénios comuns. Durante a evolução da relação hospedeiro-parasita, muitos caracteres biológicos e morfológicos foram perdidos e ganhos com base no hospedeiro, local, ambiente e adaptações fisiológicas envolvidas.

3. Hospedeiro - é um animal que é parasitado e fornece nutrientes e abrigos (nicho ou lugar para viver) para o parasita. - É geralmente de grande porte.

4. Ecologia - (Gr. House, casa) - "Bionomics" - é o estudo dos requisitos externos como humidade, temperatura, P(H) e nutrição necessários para a sobrevivência efectiva do parasita. P^H e nutrição necessárias para a sobrevivência efectiva do parasita.

5. Ciclo de vida - é o desenvolvimento do parasita em todas as suas fases.

6. Período pré-patente - o tempo que decorre para o desenvolvimento desde a infeção até que os parasitas adultos maduros demonstrem a sua presença no hospedeiro através da produção de ovos ou larvas. Tem uma duração conhecida para cada espécie de nemátodo e é de 21 dias, em média, para a maioria dos nemátodos.

7. Hipobiose - os seus sinónimos incluem os termos desenvolvimento larvar retardado, inibição larvar, desenvolvimento larvar inibido e desenvolvimento larvar parado. É a cessação temporária (paragem) do desenvolvimento de um nemátodo num ponto preciso (específico) do seu desenvolvimento parasitário, pelo que o desenvolvimento não se completa no hospedeiro final dentro do prazo geralmente aceite. A paragem do desenvolvimento pode ser definida como uma paragem temporária da fase parasitária do desenvolvimento num ponto específico do ciclo de vida do nemátodo. Por exemplo: ocorre na fase L3 em Ancylostoma, Trichostrongylus & Cyathostominae, no início da L4 em Haemonchus, Ostertagia & Obeliscoides, na fase adulta imatura em Dictyocaulus.

O desenvolvimento larvar é retomado quando desencadeado por factores do hospedeiro, como o relaxamento da imunidade, alterações no nível hormonal, remoção da carga de vermes adultos, etc. A hipobiose é induzida por factores como o frio, a falta de oxigénio, a falta de humidade e as zonas quentes e secas (factores ecológicos) ou factores endógenos como a imunidade, a idade, a ingestão e a ingestão de demasiadas l3. Tem uma importância dupla, na medida em que assegura a sobrevivência da espécie durante a adversidade, o aumento da fecundidade dos vermes e a contaminação ambiental.

8. A subida periparturiente (PPR) _ também designada por "subida pós-parto" ou "subida primaveril" - refere-se a um aumento do número de ovos de nemátodos nas fezes das fêmeas por altura do parto. A PPR é mais marcada em ovelhas, porcas e cabras. Deve-se a um relaxamento temporário da imunidade devido a alterações no nível circulante das hormonas lactogénicas (prolactina).

9. Patogénese (do grego pathos - doença, génese = origem) - é o desenvolvimento progressivo de uma doença desde o seu início até à sua conclusão.

10. Estádio larvar infecioso (L3) _ na maior parte dos nemátodos, a larva do 3.ºestádio é o estádio infecioso para o hospedeiro quando este é alimentado com pasto durante a pastagem.

11. Juvenil - os estádios imaturos de desenvolvimento de um nemátodo.

12. Local - tecido, órgão ou parte do hospedeiro em que se encontra o parasita.

13. Local de predileção - local preferido no hospedeiro, que é caraterístico de uma espécie de parasita.

14. Exsheathment - processo através do qual uma larva ensheathed ingerida escapa da cutícula do 2.ºestádio no intestino do hospedeiro e começa a alimentar-se (fig. 1).

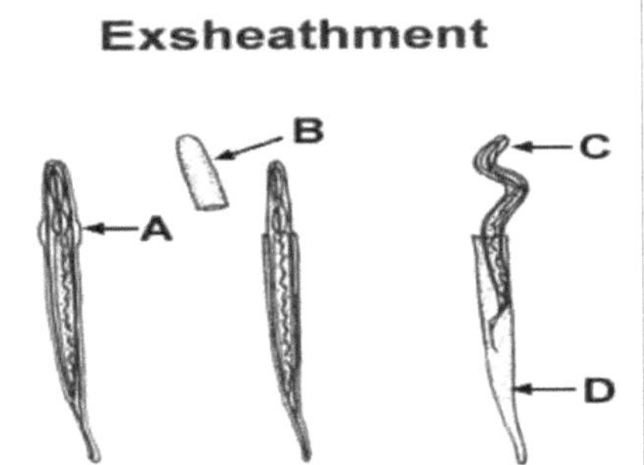

Fig 1: Helminthes ex-sheathment

15. Eclosão - processo em que o L1 completamente desenvolvido é libertado da casca do ovo.

16. Moult (muda) - Substituição periódica da cutícula no ciclo de vida dos nemátodos.

17. Poliparasitismo - estado de infeção do hospedeiro simultaneamente com várias espécies de parasitas.

18. Resistência - falta parcial ou total de suscetibilidade ao estabelecimento da infeção parasitária.

19. Resiliência _ capacidade do hospedeiro de se desenvolver apesar da infeção helmíntica e de manter um baixo nível de perdas na produção.

1.3. TIPOS DE ASSOCIAÇÕES DE ANIMAIS

A maioria dos animais vive de forma independente, mas alguns desenvolveram uma variedade de padrões de associação que se dividem em dois tipos:

1. **Associação homogénea** - interação entre animais da mesma espécie ou genótipo. Ex: Manadas de gado bovino, rebanhos de ovelhas, enxame de abelhas, etc.

2. **Associação heterogenética** _ interação entre indivíduos de espécies ou genótipos diferentes. Esta associação é muito mais complexa, apesar de ser possível existirem várias relações entre diferentes espécies de organismos vivos.

O termo **simbiose** (sym- 'together' & biosis - living) simbiose (= "living together") (Qualquer planta, animal ou protista que está intimamente associado a outro organismo de uma espécie diferente; cada membro é denominado um simbionte), portanto, simbiose descreve qualquer associação temporária ou permanente entre pelo menos dois organismos vivos de espécies diferentes. De um modo geral, a simbiose divide-se em 5 tipos de relações, a saber

1. **Predador-presa** - é uma relação de curtíssimo prazo em que o predador beneficia à custa da presa. Ex. O leão mata a zebra em que a presa é fonte de alimento para o predador.

2. **Forese** - phore - ("viajar junto" ou "transportar") - Um organismo mais pequeno, denominado Phoront, é transportado mecanicamente por um hospedeiro. [Por exemplo, bactérias, fungos, quistos ou ovos em patas de insectos ou mesmo passivamente no intestino de um artrópode], o membro mais pequeno é transportado mecanicamente pelo membro maior, que se limita a fornecer abrigo, apoio ou transporte. Não há

dependência metabólica de nenhum dos simbiontes em relação ao outro. Ex. A mosca da cara transporta *Moraxella bovis*, que é o agente etiológico da conjuntivite.

3. **Multualismo** (Simbiose) _ são associações em que ambos os parceiros da relação simbiótica beneficiam, ou seja, ambas as espécies participantes são metabolicamente dependentes uma da outra para a sua existência.

❖ Ex$_1$ - Protozoários no líquido do ambiente ruminal.

❖ Ex2 - Algas e fungos - unem-se para formar líquenes

❖ Ex3 - Algumas térmitas têm protistas flagelados que digerem a celulose que é consumida pelas térmitas.

4. **Comensalismo** - "Comer à mesma mesa" - um parceiro é beneficiado, mas o outro não é prejudicado nem beneficiado, ou seja, sem que nenhum deles seja metabolicamente dependente do outro.

√ Ex1. Relação entre tubarão e rémora.

z Ex$_2$. As epífitas têm como casa as árvores

5. **Parasitismo** - é uma associação em que um parceiro é beneficiado enquanto o outro pode ser prejudicado. Para sobreviver, o parasita é metabolicamente (fisiologicamente) dependente do hospedeiro por uma ou mais das seguintes razões, incluindo estímulos de desenvolvimento, materiais nutricionais, enzimas digestivas, controlo da maturação e mitose.

1.4. CLASSIFICAÇÃO DOS PARASITAS

Os parasitas podem ser classificados em diferentes categorias com base na localização no hospedeiro, na relação fisiológica, no ciclo de vida e no número de hospedeiros necessários para completar o seu ciclo de vida.

A. Com base na localização no ou do anfitrião

1. **Ectoparasita**: se o parasita vive no corpo do hospedeiro, Ex. Carraças, Ácaros, Piolhos, Pulgas, Moscas, etc. Ectoparasitismo é um parasitismo por ectoparasitas que

produzem infestação.

2. **Endoparasita**: se o parasita vive dentro do corpo do hospedeiro, ex. Ascaris, Haemonchus etc. Endoparasitismo é o parasitismo por parasitas internos.

B. Com base na relação fisiológica e metabólica: consoante a relação fisiológica dos parasitas com o seu hospedeiro, podem ser classificados em seis categorias diferentes.

a. **Parasita facultativo** - é quando organismos de vida livre não parasitas na natureza se tornam parasitas em alguns hospedeiros Ex. Hospedeiros imunocomprometidos.

b. **Parasita obrigatório** - é quando o organismo tem de levar uma existência parasitária e não pode levar uma existência de vida livre Ex. Vermes de fita, etc.

c. **Parasita periódico** - o organismo não tem necessariamente de viver sobre ou dentro de um hospedeiro Ex. Fêmea de mosquito ou seja, alimenta-se do hospedeiro mas não vive no hospedeiro Ex. moscas sugadoras de sangue.

d. **Parasita aberrante** - encontrado em locais anormais Ex. Larvas de Ascris no cérebro, etc.

e. **Parasita acidental** - ocorre em hospedeiro anormal Ex. Fasciola no homem.

f. **Hiperparasita** - um parasita que se alimenta de um parasita -Ex. *Histomonas meleagridis* (um protozoário) é hiperparasita do verme nemátodo *Heterakis gallinarum*.

C. Com base no seu ciclo de vida: os parasitas classificam-se em dois:

1. **Ciclo de vida direto** _ aqueles que realizam o seu ciclo de vida apenas numa única espécie hospedeira.

2. **Ciclo de vida indireto** _ aqueles que requerem o envolvimento de uma ou mais espécies hospedeiras intermédias.

D.   Com base no número de anfitriões necessários para completar o seu ciclo de vida:

1. Parasitas **monoxénicos** - requerem apenas uma única espécie animal.

2. Parasitas **heteroxénicos** - requerem dois hospedeiros, por exemplo: Taenia

3. Parasitas **poliheteroxénicos** - requerem mais de duas espécies de hospedeiros para completar o ciclo de vida, por exemplo: *D. latum*, Dirococoelium.

1.5. CLASSIFICAÇÃO DOS HOSPEDEIROS

a. **Hospedeiro definitivo (final)**: é o hospedeiro no qual o parasita se desenvolve até à sua fase adulta sexualmente madura.

b. **Hospedeiro intermediário**: - é o hospedeiro no qual as fases larvares se desenvolvem para se tornarem infecciosas para o hospedeiro definitivo. É o hospedeiro no qual o parasita não está sexualmente maduro. É uma necessidade fisiológica indispensável para a conclusão do ciclo de vida do parasita. Ex: *T. Saginata* - Hospedeiro definitivo - homem - Hospedeiro intermediário - gado.

c. **Hospedeiro de transporte** - é o hospedeiro no qual parte da fase imatura do parasita é passada sem qualquer desenvolvimento posterior. Ex. A minhoca terrestre pode ingerir ovo ou larva de *H. gallinrum*.

d. **Hospedeiro paraténico (hospedeiro em espera)** - é o hospedeiro em que a fase imatura do parasita está encapsulada nos tecidos e pode sobreviver durante um período de tempo considerável, mas o desenvolvimento posterior só ocorre quando o hospedeiro paraténico é comido ou engolido pelo hospedeiro definitivo. Não são essenciais para a conclusão do ciclo de vida, mas são ecologicamente necessários.

e. **Hospedeiro reservatório** - é um animal vertebrado suscetível, diferente do hospedeiro definitivo normal, que pode transmitir a infestação ou a infeção a outras espécies. São geralmente animais selvagens. O parasita vive e pode multiplicar-se no seu interior.

f. **Vetor** - é um animal invertebrado que transmite um agente infecioso entre vertebrados infectados e susceptíveis. Por exemplo Mosquito para a malária e caracóis para a fasciola

i. **Vetor mecânico** - o agente infecioso é transportado de um hospedeiro para outro sem passar por qualquer fase de desenvolvimento (ou sem se multiplicar). Ex: Moscas mordedoras.

ii. **Vetor biológico** - o agente infecioso passa por algumas fases de desenvolvimento de modo a infetar o hospedeiro final (definitivo). Ex: Mosca tsé-tsé, etc. Pode também multiplicar-se e, por isso, é também conhecido como "transmissão cíclica".

g. **Hospedeiro normal** - a infeção adquirida naturalmente resulta num desenvolvimento rápido e completo.

h. **Hospedeiro anormal** - o desenvolvimento do parasita é retardado e não se completa.

1.6. VIA DE ENTRADA DOS PARASITAS NOS SEUS HOSPEDEIROS

É muito importante para o parasita entrar e estabelecer-se dentro do seu hospedeiro. Algumas das vias de entrada no hospedeiro são as seguintes:

a. Orifícios naturais - Excretores, respiratórios, reprodutivos e digestivos. b. Pele intacta - Ex. Schistosoma, Ancylostoma, Bunostomum.

i. Transplacentária - Ex. *A. duodenal*.

ii. Transmissão Venérea - Ex. *T. equiperdum, Trichomonas foetus*.

iii. Transmamário Ex. Ascaris em bovinos T. fetus canino.

iv. Transovarial - Ex. Babesia, Anaplasma

v. Transstadial - Ex. Teileriose.

vi. Transmissão por vectores - Ex. Carraças, Insectos, Insectos.

6.7. ROTAS MIGRATÓRIAS DOS PARASITAS

Todo o desenvolvimento da maioria dos parasitas do TGI ocorre no lúmen ou com apenas um movimento limitado para a mucosa nos ciclos de vida não migratórios dos parasitas. No entanto, no ciclo de vida migratório, as larvas percorrem uma distância considerável antes de se fixarem no seu local de predileção. Por exemplo: a via mais comum é a hepático-traqueal que percorre os estádios a partir do intestino_>   via sistema portal >fígado--->veia hepática & posterior

veia cava > coração > artéria pulmonar > pulmões--->brônquios e traqueia--- >esófago---->intestino.

6.8. EFEITOS DOS PARASITAS NOS SEUS HOSPEDEIROS

Os parasitas podem infligir uma vasta gama de danos ao seu hospedeiro, incluindo danos mecânicos e fisiológicos. Aqui estão alguns dos efeitos negativos causados pelos parasitas nos respectivos hospedeiros:

vii.   Fator de preocupação e de medo Ex. Borboletas adultas.

viii. Irritação, comichão, prurido. Ex. Pulgas, ácaros da sarna, carraças, piolhos, moscas.

ix.   . Ingestão de sangue e linfa *Ex. H. contortus*.

x.   . Danos nos tecidos Ex verme do rim do cão

xi.   Lesões traumáticas Ex. Larvas de Habronema.

xii.   Competição por nutrientes Ex Ascaris.

xiii. Bloqueio mecânico Ex. Ascarídeos

xiv.   . Secreção de toxinas. Ex Larvas de mosca-botão.

xv.   Perturbação da função metabólica Ex.*O*. pH do estômago alterado.

xvi.   Provocam tumores, crescimentos ou nódulos Ex. *S. lupi*.

xvii. Transmissão de doenças Ex tsé-tsé, carraças.

xviii.   Infecções zoonóticas Ex. Taenia

xix.   . Doença psicossomática Ex. Parasitas externos.

1.9. IMUNIDADE A DOENÇAS PARASITÁRIAS

Existem vários efeitos das reacções imunitárias nos vermes para reduzir e prevenir os efeitos negativos dos parasitas. A redução do potencial de invasão dos parasitas permite ao hospedeiro limitar o desenvolvimento de L3, estabelecendo uma barreira eficaz na mucosa intestinal para parasitas como as larvas de cestodes e formando armadilhas imunitárias concomitantes para parasitas como a esquistossomose na pele. Além disso, a expulsão de vermes adultos do TGI pode ocorrer como perda súbita de infestação causada por auto-cura, cura espontânea ou limitação da população. No entanto, os hospedeiros não respondem quando a competência imunitária é reduzida por diferentes razões, incluindo factores ambientais ou fisiológicos, doenças concomitantes, desnutrição, stress, imaturidade ou envelhecimento e variação genética como raça, espécie, etc.

Os parasitas podem escapar à imunidade do hospedeiro alterando ou disfarçando os antigénios alvo, ocupando tecidos onde as respostas imunitárias são fracas, inactivando componentes do sistema imunitário e induzindo uma profunda imunossupressão. Os parasitas podem conseguir suprimir a imunidade do hospedeiro utilizando vários mecanismos, incluindo a libertação de factores imunomoduladores, a interferência com a estrutura e a função dos órgãos linfóides, o desvio das respostas para vias irrelevantes e o bloqueio dos efectores imunitários.

Estruturas complexas em várias fases do ciclo de vida do parasita, produtos metabólicos, secreções e excreções servem como antigénios na produção de uma multiplicidade de anticorpos que ocorrem em diferentes classes de imunoglobulinas. As mais importantes são IgE, IgG, IgA e IgM. Também os mastócitos, linfócitos, macrófagos e eosinófilos desempenham um papel importante na imunidade às doenças parasitárias. Os parasitas apresentam uma grande variedade de antigénios potenciais aos quais podem ser dadas várias respostas imunitárias. A imunidade provocada por infecções helmínticas ocorre mais tarde, a um nível mais baixo e é mais lábil em comparação com a que é geralmente observada com a imunidade à infeção microbiana, pelo que a produção de uma vacina helmíntica potente e económica é uma tarefa difícil.

Os principais obstáculos ao desenvolvimento e à produção industrial de vacinas eficazes foram a identificação e o isolamento dos antigénios protectores, a indução do mecanismo imunitário protetor através da vacinação, adoptando métodos adequados de administração de antigénios, e a produção de vacinas sintéticas de segunda geração.

Vacinas para o controlo da helmintíase

Apesar dos esforços vigorosos para desenvolver vacinas contra helmintas, apenas alguns nemátodos e as fases larvares de alguns nemátodos foram bem sucedidos. Trata-se de larvas irradiadas de *Dictycaulus. viviparous*, larvas irradiadas de *Dictycaulus. filaria* e larvas irradiadas de *Ancylostoma. caninum*.

1.10.PRINCIPAIS GRUPOS DE PARASITAS ANIMAIS

Os parasitas de importância veterinária que afectam os animais são classificados em cinco filos, como se segue:

1. Filo Nemathelminthes

São chamados vermes redondos porque são redondos na secção transversal. São também vermes alongados, não segmentados, cilíndricos e dióicos (as gónadas masculinas e femininas encontram-se em indivíduos diferentes). De facto, a helmintologia - é o estudo dos vermes parasitas e da sua relação com os seus hospedeiros. Helmintos ou helminthos - palavra grega para "vermes". Este filo inclui três classes.

a) . Classe: Nematoda (vermes redondos): Nema = fio, Adios = forma

b) . Classe: Acanthocephala: vermes com cabeça espinhosa, Akantha = espinho, kephala = cabeça Possuem cutícula espessa e probóscide retrátil provida de espinhos ou ganchos.

c) . Classe: Nematophora (Vermes do pelo)

2. Filo Plathyelminthes (Vermes chatos)

Provém da palavra grega: Platys = achatado, helmins = verme. Os membros deste filo são achatados dorsoventralmente, não possuem cavidade corporal (corpo sólido), sistemas respiratório e circulatório, enquanto os órgãos estão inseridos em tecido conjuntivo especializado. Tem duas classes que são Trematoda e Cestoda.

a) . Classe: Trematoda (também chamados ou vermes): têm corpo não segmentado, tegumentado e duas ventosas. Com exceção de Schistsoma, todos os trematódeos são monóicos (as gónadas masculinas e femininas encontram-se num só indivíduo).

b) . Classe: Cestoda: Os cestodes adultos são vermes segmentados e achatados em forma de fita. O seu corpo divide-se em cabeça (escólex), pescoço e estróbilo (segmentos), tendo apenas ventosas anteriores.

c) . Classe: Turbellria: são principalmente vermes não parasitas, com o corpo coberto de ciliados.

3. Filo: Protozoários - são animais parasitas unicelulares. A protozoologia é o estudo dos protozoários parasitas com especial ênfase naqueles que parasitam os animais causando efeitos deletérios.

4. Filo: Arthropoda - constituído por Insecta e Arachinda. É o maior filo do reino animal, com mais de 80% de animais. É importante em medicina veterinária pelas quatro razões seguintes: causa doenças, serve de hospedeiro intermediário para certos helmintos e protozoários, serve de vetor para bactérias, vírus, etc., e produz toxinas. Entomologia veterinária - é o estudo dos insectos de importância veterinária. Inclui o estudo mais amplo de todos os artrópodes parasitas dos animais, incluindo aracnídeos como carraças, ácaros e insectos.

5. Filo: Annelida (Anelídeos)

Os únicos anelídeos parasitas são as <u>sanguessugas</u>. Em comparação com outros parasitas, a sua importância patogénica é menor.

2. FILO NEMATHELMINTHES

2.1. CARACTERÍSTICAS MORFOLÓGICAS GERAIS

Filo - Nemathelminthes

Classe - Nematoda: chamados vermes redondos porque têm uma secção transversal redonda. São vermes multicelulares, cilíndricos e alongados, com cutícula de aspeto liso a olho nu, mas que apresenta várias estruturas cuticulares ao microscópio. O seu corpo não é segmentado metamericamente e é muito complexo, variável, apresenta-se em todos os tamanhos e formas, variando de 1 mm, como no strongyliodes, a 1 metro, como no Dictyophyoma, em comprimento. É o mais numeroso, apenas o $2^{o \ nono}$ dos artrópodes e infecta uma variedade de órgãos e sistemas de órgãos e causa perdas económicas significativas. Caracteriza-se por ter dimorfismo sexual, os nemátodos não se multiplicam dentro do seu hospedeiro (exceto os estrongilóides e os probstmayria). Alimentam-se de detritos intestinais, muco, bactérias, células da mucosa intestinal, alguns hematófagos, etc. A patologia significativa é causada pelas fases adulta e larvar. É constituída por 10 super famílias de importância veterinária. De um modo geral, os nemátodos dividem-se em grupos bursados e não bursados.

A. Morfologia externa

O seu corpo é coberto por camadas translúcidas menos coloridas, denominadas <u>cutícula</u> (que é a camada hialina externa não celular que cobre o nemátodo), segregada pela hipoderme subjacente. A boca está localizada na parte anterior e o ânus é geralmente sub-terminal, enquanto a cutícula se estende a todas as aberturas do corpo, como a boca, o esófago, o reto e os órgãos genitais. A cutícula é modificada para formar diferentes estruturas, incluindo: coroas foliares _usadas para fixar um pedaço de mucosa em posição durante a alimentação; papilas cervicais e caudais _ têm função sensorial ou de suporte; alas cervicais e caudais; vesículas cervicais e cefálicas; bursa copulatória e placas e cordões. Ex: ocorre na superfamília Spiruroiea.

<u>Coroas de folhas (A)</u>: são fileiras de projecções semelhantes a dedos que rodeiam o bordo da abertura da cavidade bucal. São particularmente evidentes nos estrôngilos dos

equídeos.<u>Vesículas</u>: são insuflações da cutícula em torno da boca - <u>cefálica (B)</u> e do esófago anterior - cervical <u>(C)</u>. <u>Alas</u>: são, como o nome sugere, expansões da cutícula em forma de "asa". <u>Alas cervicais (D)</u>: estão localizadas na metade terminal da região esofágica quando as vesículas cervicais também estão presentes e cobrem a maior parte da região esofágica na ausência de vesículas. <u>Papilas cervicais (E)</u>: são projecções espinhosas emparelhadas que se encontram na região esofágica. Pensa-se que a sua função é tátil ou sensorial (fig. 2).

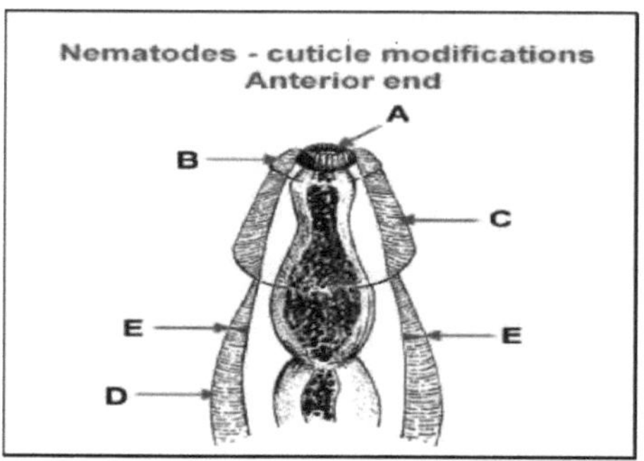

Fig 2: Extremidade anterior do nemátodo

Extremidade posterior - Modificação da cutícula: nas extremidades posteriores dos nemátodos podem incluir-se papilas caudais e alas caudais. <u>As papilas caudais</u> são protuberâncias cuticulares que se crê terem uma função sensorial. A sua forma varia de pequenas protuberâncias em forma de "botão" a estruturas mais longas em forma de "pedúnculo". <u>As alas caudais</u> são expansões da cutícula semelhantes a asas e podem ser encontradas nas extremidades da cauda dos nemátodos.

Nos nemátodos machos, de espécies pertencentes à ordem Strongylida, as asas caudais são muito expandidas para formar uma estrutura chamada <u>bursa copulatória</u> - assim chamada porque é usada pelo macho para agarrar a fêmea durante a cópula. A bursa tem dois lobos laterais e, nalgumas espécies, um terceiro lobo dorsal. A bursa é suportada por estruturas semelhantes a dedos, denominadas raios, que são papilas caudais com tecido muscular associado. Cada lobo lateral contém geralmente seis raios e o lobo dorsal tem um raio (fig. 3). O número e a forma destes raios podem ser caraterísticas valiosas para a identificação de espécies de nemátodos da ordem

Strongylida. Quando em repouso, a bursa parece uma mão relaxada e dobrada, mas durante a cópula está muito expandida e é usada para agarrar a fêmea.

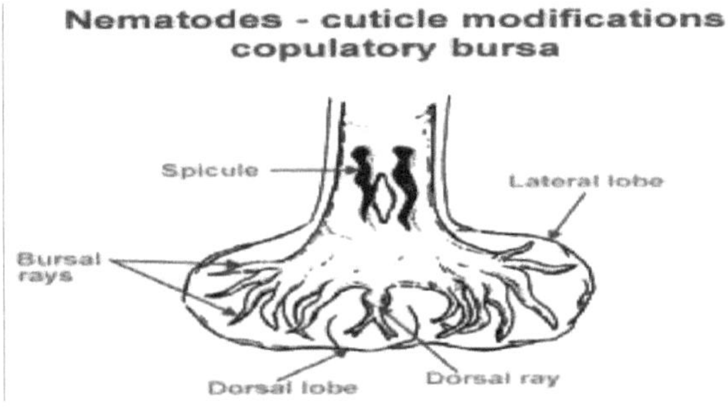

Fig 3: Modificação da cutícula do nemátodo

B. Estruturas internas

- Os sistemas digestivo e reprodutor são os sistemas internos mais importantes.

1. **Sistema digestivo**: é tubular, longo, reto e estende-se da boca ao ânus. Em secção transversal, assemelha-se a um tubo dentro de um tubo e, em algumas espécies, a boca é rodeada por coroas de folhas. A boca é uma abertura simples em muitos nemátodos, enquanto noutros é grande e abre-se numa cápsula bucal e pode conter dentes. O esófago é geralmente muscular e bombeia o alimento para o intestino. A forma do esófago é variável e é importante na identificação preliminar de grupos de parasitas. Pode ser um dos seguintes:

a.   **Esófago filariforme** _ simples e ligeiramente espessado posteriormente. Ex. Nemátodos bursados.

b.   **Em forma de bolbo** _ tem um grande inchaço posterior. Ex. Asacridoides.

c.   **Dupla forma de bolbo** _ Ex. Oxyuroides.

d.   **Muscular-glandular** _ muscular anteriormente mas glandular posteriormente. Ex. Filarioides, Spiruroides.

e.   **Tricuróide** _ uma forma capilar do esófago passa através de uma única coluna de células, sendo o conjunto designado por stichosome.

f.   **Rabditiforme** _ tem ligeiros inchaços anteriores e posteriores. Ex. Estádios pré-parasitários e adultos de vida livre de muitos nemátodos.

❖ Boca÷ Bucal   cavidade÷ Cápsula bucal   cápsula-÷   esófago-÷   Intestino

Rectum-÷

÷Ânus-÷ Fêmeas /÷ Cloaca÷ Ânus÷ Machos.

2. **Sistema reprodutor:** os sexos são separados (dioico). Os machos são mais pequenos do que as fêmeas.

a. **Órgãos reprodutores masculinos**

Testículo único -->Vas deference -->Ducto ejaculatório---> Cloaca. Os órgãos genitais acessórios são a bursa copulatória, as espículas quitinosas, o gubernáculo e os raios bursais (costelas).

Bursa copulatória: tem a função de abraçar, segurar ou agarrar a fêmea durante a cópula e é muito importante para a identificação das espécies. É bem desenvolvida, derivando em grande parte das asas caudais expandidas. Tem 2 lobos laterais e 1 lobo dorsal suportados por raios bursais (costelas) que são projecções semelhantes a dedos. Raios bursais: são papilas caudais modificadas ou alongadas que suportam a bursa copulatória derivada de asas caudais muito expandidas. Estes raios contêm fibras musculares e estão dispostos numa ordem definida. Existem dois raios ventrais: o ventroventral e o tardoventral e três raios laterais: o anterolateral, o mediolateral e o posterolateral. Por último, existe um conjunto de raios dorsais, geralmente constituído por raios dorsais externos.

Espículas: são órgãos genitais masculinos acessórios situados dorsalmente e craniais à cloaca. São órgãos intero-mitentes ou pénis, geralmente emparelhados e de tamanho igual. São altamente quitinosos e pigmentados e servem de órgãos de fixação. Insere-se na vulva para se dilatar e abrir durante a cópula, direcionando o fluxo de esperma. Gubernaculum: também é um órgão masculino acessório quitinoso na parede dorsal e tem a função de guiar as espículas. Finalmente, o Telamon é um espessamento na parede ventral, Ex: presente nos Protostrongylidae.

b. Órgãos reprodutores femininos: compreendem ovários emparelhados, oviduto, úteros emparelhados, ovócitos que terminam numa vagina curta comum. O útero pode ser rasgado para ver ovos ou larvas caraterísticos. Algumas fêmeas são muito prolíficas, por exemplo, Haemonchus, etc.

2.2. CARACTERÍSTICAS DOS OVOS DE NEMÁTODOS

Os ovos de nemátodos diferem muito em tamanho e forma. A casca tem uma espessura variável e tem 3 camadas. A membrana interna é fina, lipídica e impermeável. A camada intermédia é dura, quitinosa; se for espessa, o ovo apresenta uma cor amarela; quando é interrompida numa ou em ambas as extremidades, o ovo apresenta um opérculo, como no Oxyurus, etc. A camada exterior é proteica, muito espessa e pegajosa em algumas espécies. Ex. Ascaridioides.

O potencial de sobrevivência do ovo é afetado pela espessura da casca. Por exemplo, os ovos de larvas infectantes têm geralmente uma casca espessa e podem sobreviver durante anos. O grau de desenvolvimento do ovo aquando da postura varia consideravelmente consoante a espécie.

Os ovos têm importância diagnóstica e ecológica. Ovos não segmentados _ contêm apenas uma célula quando depositados com as fezes. Ex. Ovos do tipo Ascaroide, ovos do tipo Trichuroide. Ovos segmentados _ contém 8 16 células quando depositados com as fezes. Ex. Ovos típicos de estrôngilos, ovos de Nematodirus, etc. Por outro lado, ovos contendo larva completamente desenvolvida _ Ex. Metastrongylus, Dictyocaulus, etc. As fêmeas dos nemátodos põem ou dão à luz os seguintes tipos de ovos ou larvas. Trichostrongyle (Strongyle típico), Ascaroid (Ascarid), Spiruroid (spirorid), ovos do tipo Trichuoroid ou alguns produzem ovos contendo larvas ou alguns dão origem a L1, Ex: Filaria.

Com base no estágio do ovo que põem ou nas larvas nascidas, os vermes nematóides femininos podem ser divididos em três categorias:

1. Fêmeas ovíparas _ põem ovos que eclodem depois de terem posto Ex.

Strongylidae, Ascaris.

2. As fêmeas ovovivíparas põem ovos que contêm larvas de 1.°estádio (embrião) completamente desenvolvidas, que podem eclodir no intestino do hospedeiro e depositar-se com as fezes. Ex. Spiruroida e a maioria dos vermes pulmonares como Metastrongylus.

3. Fêmeas vivíparas _ a eclosão ocorre dentro do próprio útero, por isso libertam do útero a L1 livre e completamente desenvolvida. Ex. Filariidae, Trichenella, etc.

2.3. CICLO DE VIDA BÁSICO DOS NEMÁTODOS

As fêmeas põem ovos, L1 contendo ovos ou dão à luz L1, que passam nas fezes do hospedeiro. Uma caraterística importante dos nemátodos é que a transferência imediata da infeção de um hospedeiro final para outro não é possível antes de algum desenvolvimento, quer na parte fecal quer no IH. O ciclo de vida pode ser direto ou indireto. Um nemátodo muda a intervalos, perdendo a sua velha cutícula (bainha) durante o desenvolvimento.

Normalmente, há 4 mudas: O ciclo de vida do nemátodo consiste num ovo, quatro fases larvares ou juvenis (normalmente designadas por L1, L2, L3, L4 e L5) que amadurecem até à fase adulta, com uma muda entre cada fase. Com algumas exceções, a fase L3 dos nemátodos parasitas é normalmente a fase infecciosa.

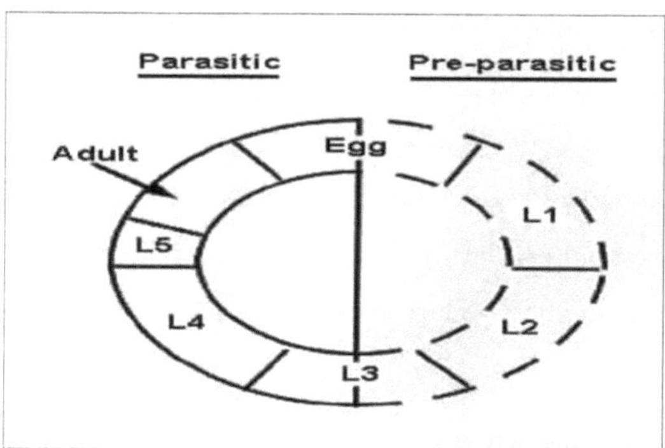

Fig 4: Fases parasitárias e não parasitárias do ciclo de vida dos nemátodos

Fases de vida livre: são <u>Primeira fase larvar (L1)</u> _ eclode do ovo, alimenta-se de reservas lipídicas e bactérias, cresce e sofre a segunda muda (M_2). Tem um esófago em forma de rabditiforme. Segundo estádio larvar (L_2)_ também se alimenta de reservas lipídicas e bactérias e cresce até à muda para L_3. Tem um esófago em forma de estrongiliforme. Terceiro estádio larvar ($L_{(3}^{)}$)- na maior parte das espécies, a bainha do segundo estádio larvar fica retida, ficando encerrada, pelo que não se alimenta e é o estádio infecioso. A muda é controlada por hormonas e é utilizada para controlar o desenvolvimento e aumentar a probabilidade de completar o ciclo de vida. A temperatura e a humidade são os dois componentes mais importantes do ambiente externo. O número máximo de larvas no mais curto espaço de tempo possível desenvolve-se geralmente a uma temperatura óptima de 18-26^{oc} e 100% de humidade.

Estádios parasitários: A L3 ingerida liberta (exsheaths) as bainhas da L2 e é designada por terceira fase parasitária, começa a alimentar-se e cresce até à terceira muda (M_3). Após a infeção, ocorrem mais duas mudas para produzir o L5 (adulto imaturo), ou seja, o L3 ingerido --

---- ^L4 ------------------------------÷L5.

O quarto estádio larvar_ alimenta-se e cresce e nota-se a [primeira] evidência de diferenciação sexual. O quinto estádio larvar_ é inicialmente imaturo e alimenta-se, cresce e copula para se tornar adulto. Os nemátodos não se multiplicam no hospedeiro final, exceto Strongyloides e Probstmayria. O verme só pode crescer até um determinado tamanho e depois tem de fazer a muda para crescer mais.

2.4. NOMENCLATURA DOS NEMÁTODOS

Todos os organismos vivos, plantas e animais, estão organizados numa hierarquia de grupos denominada taxa. Esta estrutura baseia-se principalmente nos graus de semelhança entre membros do mesmo grupo e também mostra os contrastes entre membros de diferentes taxa. O nível mais alto de classificação considerado aqui é o Filo e o mais baixo é a Espécie. Os nemátodos pertencem ao Reino Animal e a sua hierarquia taxonómica é expressa da seguinte forma Reino, Filo, Classe, Ordem, Superfamília, Família, Subfamília, Género e Espécie.

Espécies: são designadas utilizando o sistema binomial de Linnaeus (1753) e são escritas em itálico. Uma espécie é definida como um conjunto de organismos semelhantes que apenas se cruzam entre si. Exemplos de espécies de nemátodos incluem o *Strongylus vulgaris* nos cavalos, o *Toxocara canis* nos cães e o *Haemonchus contortus* nos ovinos.

Embora muitas espécies diferentes sejam morfologicamente semelhantes e possam partilhar o mesmo habitat no mesmo hospedeiro, continuam a ser espécies distintas porque não se cruzam. Por exemplo, três membros do género Strongylus habitam o intestino grosso dos cavalos: *Strongylus vulgaris, Strongylus equinus* e *Strongylus edentatus*. São semelhantes em tamanho e aparência e, sem a ajuda de um microscópio, não são facilmente distinguíveis uns dos outros. Embora partilhem o mesmo hospedeiro e o mesmo habitat dentro desse hospedeiro, não se reproduzem uns com os outros. No entanto, as suas semelhanças (enquanto espécies) permitem-nos agrupá-las na mesma árvore hierárquica de classificação. Além disso, estas semelhanças permitem-nos concluir que as três espécies de Strongylus partilham antepassados comuns e esta relação filogenética é também reconhecida ao colocá-las na mesma árvore hierárquica taxonómica.

Dentro dos nemátodos, alguns dos grupos taxonómicos têm sufixos (terminações) que são específicos para um determinado grupo. Os exemplos são os seguintes:

Reino: Animália   " _

Sufixos

Filo: Nematelmintos

Classe: Nematoda ---------------------------÷ a

Ordem: Strongylida-------------------------÷ida

Subordem: Strongylina---------------------÷na

Super família: Trichostrongyloidea --------÷oidea

Família: Trichostrongylidae ----------------÷idae

Subfamília: Haemonchinae ----------------÷inae

Género: *Haemonchus*

Espécie: *contortus*

Embora o filo Nemathelminths tenha seis classes, apenas uma delas (Nematoda) contém vermes de importância parasitária. Os nemátodos de importância veterinária dentro do vasto grupo de parasitas <u>bursados</u> e <u>não bursados</u> estão convenientemente divididos em 10 superfamílias, como indicado abaixo:

Quadro 1: Parasitas nemátodes com importância veterinária

Não	Super família	Caraterísticas típicas
I	**Nemátodos da Bursa**	Ovos ovais ou ovos do tipo Strongyle
1	**Trichostrongyloidea** Géneros: Trichostrongylus Haemonchus, Ostertagia, Dictyocaulus, Cooperia, etc	Têm uma cápsula bucal pequena, ciclo de vida direto, infeção é por L_3, têm uma bursa grande, vivem no TGI.
2	**Metastrongyloidea** Géneros: Metastrongylus, Muellerius, Protostrongylus, etc.	Possuem uma pequena cápsula bucal, ciclo de vida indireto e infeção por L_3 no hospedeiro intermediário, vivem no trato respiratório.
3	**Strongyloidea** Géneros: Strongylus, Ancylostoma, Syngamus, etc	Têm uma cápsula bucal bem desenvolvida, coroa de folhas e dentes geralmente presentes, vivem no intestino, têm bursa, ciclo de vida direto, infeção por L_3
II	**Nemátodos não bursados**	
4	**Ascaridoidea** Géneros: Ascaris, Toxocara,	Nemátodos brancos grandes do intestino delgado, ciclo de vida direto Infeção por L_3 (ou

	Parascaris, Ascaridia, Heterakis, etc.	não claramente conhecida).
5	**Oxyuroidea** Género: Oxyuris, Skrjabinema, Probstmayria.	A fêmea tem uma cauda longa e pontiaguda, ciclo de vida direto e infeção por L_3 contida nos ovos.
6	**Spiruroidea** Géneros: Spirocerca, Thelazia, Habronema, Gnathostoma, Gongylonema.	Cauda espiralada no macho, ciclo de vida indireto, infeção por L_3 contida no inseto hospedeiro intermediário.
7	**Trichuroidea** Géneros: Trichuris, Capillaria, Trichinella, etc.	Vermes com aspeto de chicote ou de pelo, ciclo de vida direto ou indireto, infeção por L_1
8	**Filaroidea** Géneros: Dirofilaria, Onchocerca, Parafilaria, Stephanofilaria, Setaria, Elaeophora, etc.	Vermes longos e finos, ciclo de vida indireto e infeção por L_3 de inseto.
9	**Rhabditoidea** Géneros: Strongyloides, Rhabditis,	Vermes muito pequenos, têm uma pequena cápsula bucal, gerações de vida livre e parasitárias, ciclo de vida direto, infeção por L_3
10	**Dioctophymatoidea** Géneros: Dioctohyma, etc.	Vermes muito grandes, ciclo de vida indireto, infeção por L_3 em anelídeos aquáticos.

2.5 NEMÁTODOS DA BURSA

1. Super família Trichostrongyloidea

Contém géneros como Haemonchus, Trichostrongylus, Cooperia, Nematodirus,

Ostertagia, Dictyocaulus, etc. Exceto o verme pulmonar *Dictyocaulus*, todos parasitam o trato alimentar. A cápsula bucal é vestigial (estoma reduzido ou rudimentar). Os machos têm uma bursa bem desenvolvida e 2 espículas. A configuração das espículas é usada para diferenciação e o ciclo de vida é direto e não migratório. A fase L3 é a fase infecciosa e é responsável por perdas económicas consideráveis (mortalidade e morbilidade).

1. Género Haemonchus

É um importante parasita sugador de sangue do abomaso, responsável por grandes perdas em ovinos e bovinos nas regiões tropicais e subtropicais.

Local Abomaso

Espécie _a. *H. contortus* ------------------- ÷ovinos e caprinos

b. *H. placei* ------------------------------ -> gado

c. *H. similis* ------------------------------ ÷gado bovino e veado

d. *H. longistipes* ------------------------ ÷ camelo

Morfologia macroscópica: tem 2-3 cm de comprimento e é o maior parasita do abomaso. Em espécimes frescos, observam-se ovários brancos cheios de ovos que se enrolam em espiral à volta do intestino vermelho cheio de sangue, produzindo um efeito de "<u>bastão farpado</u>" (fig. 5). Os machos são mais pequenos e têm uma cor vermelha uniforme.

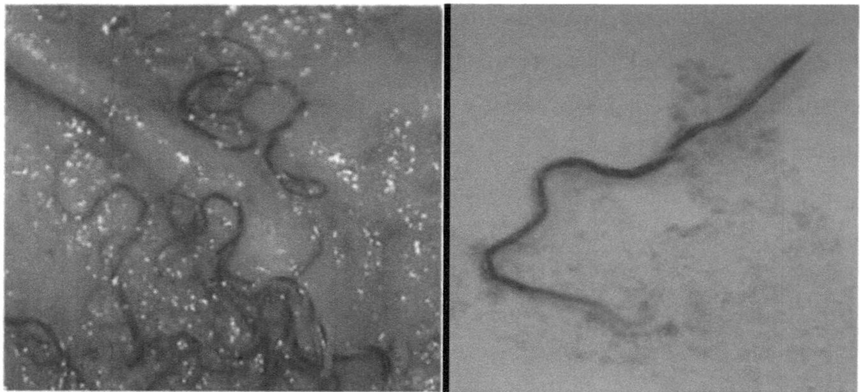

Fig 5: Fêmea de H. contortus no abomaso (lado direito) e H. contortus solteiro (lado esquerdo)

Morfologia microscópica: no **macho**: possui bursa grande, especialmente nos lobos laterais, suportada por raios longos e delgados. Tem também um lobo dorsal assimétrico situado contra o lobo lateral esquerdo e é suportado por um raio dorsal em forma de "Y". Cada espícula possui uma pequena farpa na sua proximidade, sendo por isso denominada espícula farpada. Na <u>fêmea</u>: a vulva é posterior e geralmente coberta por uma aba vulvar. A forma da vulva pode ser linguiforme, nodular ou lisa. As fêmeas são muito prolíficas, pelo que se podem observar numerosos ovos no interior do útero. Ambos os sexos têm uma pequena cavidade bucal com uma lanceta fina e papilas cervicais proeminentes.

Ciclo de vida: é direto e típico da superfamília (fig. 6). Antes da muda final, L4 desenvolve uma lanceta perfurante para obter sangue da mucosa.

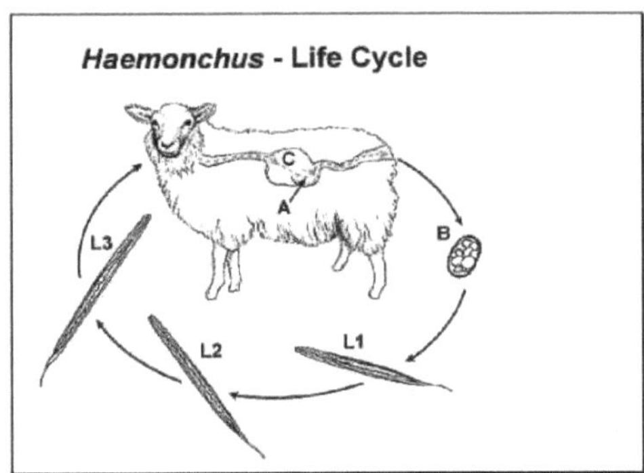

Fig 6: Ciclo de vida dos parasitas Haemonchus

Patogénese: Hábito voraz de sugar sangue. Cada parasita remove 0,05 ml de sangue por dia por ingestão e infiltração. Perda contínua de Fe e proteínas para o TGI÷ reduziu o PCV e a Hb. Podem ser observadas numerosas lesões hemorrágicas, incluindo carcaças pálidas e edematosas.

Diagnóstico: Antecedentes e sinais clínicos apoiados por um elevado epg (ovos por grama de amostra de fezes). A coprocultura pode ser efectuada para identificar a fase L3. O diagnóstico definitivo é efectuado através da realização de uma autópsia e do exame dos abomasos. A necropsia, como a carcaça pálida, os órgãos, etc., também pode ajudar no diagnóstico deste parasita específico.

Sinais clínicos: dependem da natureza hiperaguda, aguda ou crónica da infestação. No caso **hiperagudo**, há uma morte súbita e fezes de cor escura, mas é pouco frequente. Em caso de infestação **aguda**, os animais jovens susceptíveis apresentam anemia, edema submandibular (mandíbula em garrafa) e ascite, letargia, fezes de cor escura e queda de lã. Mas a diarreia não é geralmente uma caraterística. No caso **crónico**, a diarreia é extremamente frequente e há perda de peso e fraqueza progressivas. Mas não existe anemia grave nem edema grosseiro.

Epidemiologia: deve ser considerada de forma diferente em zonas tropicais, subtropicais ou temperadas. Elevado potencial biótico, ou seja, elevada produção de ovos fecais, entre 2000-

20.000 epg--÷ alta prolificidade. Capacidade de sofrer hipobiose -÷ sobrevive como L4. L3 pode sobreviver de 1-6 meses.

Tratamento: medicamentos como Benzimidazóis, Levamisole e Avermectinas e Salicilanilidas têm um efeito considerável sobre o parasita. <u>Autocura:</u> é a expulsão da maior parte da carga de vermes adultos após um período de chuva intensa, causando uma queda acentuada na contagem de ovos nas fezes para um nível próximo de zero. É causada por uma reação de hipersensibilidade imediata aos antigénios de L3. Tem múltiplos benefícios tanto para o hospedeiro como para o parasita.

Controlo: Utilização regular de benzimidazóis modernos durante 2-4 semanas como profilaxia

tratamento. A utilização de raças de animais geneticamente resistentes, como a Red Massi do Quénia, constitui um excelente meio de controlo. Está a ser estudada uma vacina recombinante baseada numa glicoproteína da membrana das microvilosidades intestinais das fases parasitárias do *H. contortus*.

2. Género Trichostrongylus

Hospedeiros - ruminantes, cavalos, porcos, coelhos e aves de capoeira

Local - intestino delgado, exceto *T.axei e T.tenuis*

Espécies:

i. *T. axei* - abomaso de ruminantes e estômago de cavalos e porcos.

ii. *T. colubriformis* _ intestino delgado dos ruminantes

iii. *T. vitrinus, T. capricola* _ intestino delgado - ovinos e caprinos

iv. T. retortaeformis _ intestino delgado de coelhos

v. *T. tenuis* _ intestino delgado e ceco de aves de caça

Morfologia macroscópica: adultos muito pequenos, esguios e semelhantes a pêlos, pelo que são difíceis de ver a olho nu. São de cor castanha avermelhada e têm geralmente< 7 mm de comprimento.

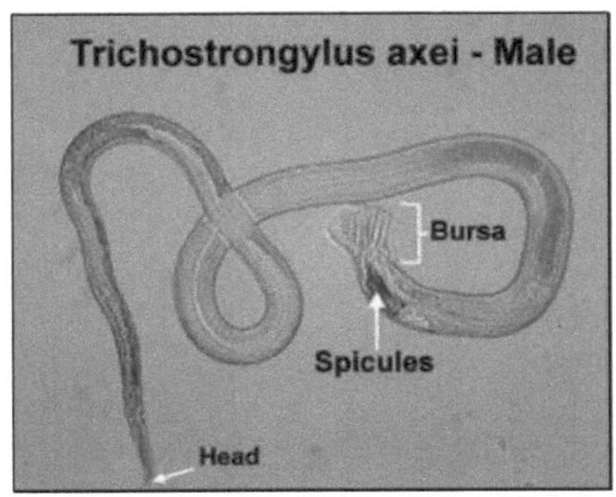

Fig 7: Macho de Trichostrongylus axei

Morfologia microscópica: ambos os sexos não têm uma cápsula bucal evidente porque a cápsula bucal é extremamente pequena e existe uma incisura ventral excretora conspícua na região esofágica. Nos machos: lobos laterais longos mas o lobo dorsal não é bem definido. Os raios ventrais são muito separados. O raio ventroventral é visivelmente mais fino do que o raio lateroventral que corre paralelamente aos raios laterais. O raio póstero-lateral diverge dos outros raios laterais e situa-se perto do raio externodorsal. O raio dorsal é delgado e divide-se perto dele em dois ramos com digitações curtas. As espículas são robustas, estriadas, pigmentadas de castanho, espessas e não ramificadas.

O gubernáculo está presente e tem forma de fuso. *T. axei* tem espículas desiguais e dissimilares, ou seja, a direita é menor do que a esquerda. Enquanto que as fêmeas têm uma cauda afilada e sem aba vulvar, *T. axei* tem apenas 4-5 ovos dispostos longitudinalmente de pólo a pólo.

Ciclo de vida: a exsudação de L3 de espécies intestinais ocorre no abomaso (fig. 8).

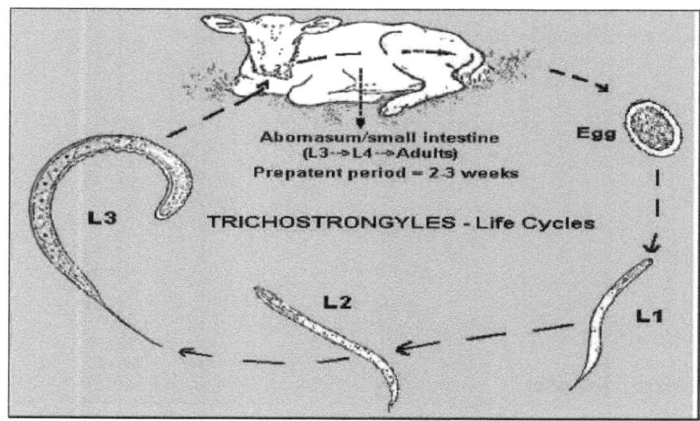

Fig 8: Ciclo de vida do Trichostrongylus

Patogénese: As L3 das espécies intestinais penetram entre as glândulas epiteliais da mucosa com a formação de túneis que contêm os vermes em desenvolvimento. Hemorragia considerável, edema e perda de proteínas plasmáticas para o lúmen intestinal. As vilosidades distorcidas e achatadas reduzem a absorção de nutrientes e fluidos O $T.$ *axei* penetra entre as glândulas causando alteração na p^H e aumento da permeabilidade da mucosa. Formam-se placas e lesões em forma de anel quando os nódulos coalescem.

Sinais clínicos: raramente são patogénicos em zonas temperadas. Perda de peso rápida e diarreia÷ infeção grave. Inapetência, fraco crescimento e fezes moles÷ baixo nível de infeção.

Diagnóstico: Os sinais, a ocorrência sazonal, a epg e as lesões post-mortem são úteis. Cultura fecal para identificação genérica de L3.

Epidemiologia: os ovos embrionados e as L3 infecciosas têm uma elevada capacidade de sobrevivência em condições de frio extremo ou de dessecação. Capacidade de sofrer hipobiose na fase de L3. A imunidade é adquirida lentamente e diminui durante o período perparturiente.

Tratamento e controlo: como descrito para a hemoncose.

3. Género Ostertagia

É a principal causa de gastroenterite parasitária nas regiões temperadas. Também é conhecido como verme castanho do estômago.

Hospedeiro _ ruminantes

Local _ abomaso

Espécie _ a. *O. ostertagi* --- ÷ gado

b. *O (Teladorsagia)* circumcincata, *O. triforcata* ---- ÷ovinos e caprinos

Morfologia grosseira: Esguio, castanho-avermelhado, até 1 cm de comprimento. Ocorre nas

superfície da mucosa do abomaso e apenas visível numa inspeção minuciosa.

Morfologia Microscópica: Os estádios larvares masculinos ocorrem nas glândulas gástricas, pelo que necessitam de processamento e as espículas têm 3 ramos digitais. Em ambos os sexos, a cutícula da extremidade anterior está ligeiramente inflada transversalmente e o resto do corpo não apresenta estrias transversais e apresenta cristas longitudinais.

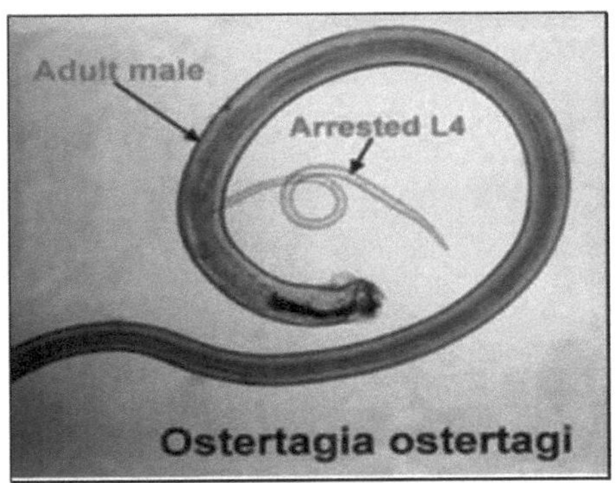

Fig 9: Ostertagia Ostertagi (adulto e larva)

Ciclo de vida: é direto e as suas exsheaths L3 no rúmen.

Patogénese: o parasita que emerge das glândulas gástricas causa extensas alterações patológicas e bioquímicas. A redução da massa funcional das glândulas gástricas é responsável pela produção de HCl. As células parietais são substituídas por células indiferenciadas que se dividem rapidamente.

Nódulo macroscopicamente elevado com orifício central em infeção intensa que se aglutina para formar uma condição chamada **couro de marrocos**. Na infeção intensa de 40.000 ou mais vermes adultos o PH aumenta de 2,0 para 7,0. Isto resulta na incapacidade de ativar o pepsinogénio em pepsina e de desnaturar proteínas. Perda do efeito bacteriostático no abomaso. As macromoléculas, como o pepsinogénio e as proteínas plasmáticas, entram e saem da camada epitelial. Isto leva a um aumento do pepsinogénio plasmático e a uma hipoalbuminemia.

Sinais clínicos: diarreia aquosa profusa e perda de peso e diarreia. Mas, normalmente, a doença do tipo I ocorre nos primeiros vitelos a pastar, enquanto a doença do tipo II ocorre nos vitelos de um ano.

Epidemiologia: a capacidade de sobrevivência da L3 e a sua capacidade de sofrer hipobiose é um fator importante na sua epidemiologia. Contaminação das pastagens durante o aumento da periparturição. A imunidade é adquirida lentamente e requer exposição durante duas épocas de pastagem.

Diagnóstico: sinais clínicos como inapetência. Época do ano: Tipo I de julho a setembro e Tipo II de março a maio. A história do pastoreio, a contagem de ovos nas fezes, a cultura de óvulos para identificar L3, os níveis plasmáticos de pepsinogénio acima do normal de 1,0iu e o exame post mortem para observar lesões caraterísticas e parasitas adultos podem ser considerados como meios potenciais de diagnóstico.

Tratamento: como descrito para a hemoncose.

Controlo: medicação anti-helmíntica profilática. Tratamento anti-helmíntico e transferência para pastagens seguras em meados de julho. Pastoreio alternado de bovinos e ovinos. O pastoreio rotativo de animais adultos e jovens também contribui para o controlo da infestação por este parasita.

4.   Género Cooperia

Algumas espécies são muito importantes nas regiões tropicais e subtropicais.

Hospedeiro _ ruminantes

Local Intestino delgado

Espécies_ a. *C. onchophora, C. punctata & C. pectinata*--------÷ gado

b.   *C. surnabada(C. macmasteri)*-------------------------------÷ bovinos e ovinos

c.   *C. curticei*--- ÷ ovinos e caprinos

Morfologia macroscópica: em ambos os sexos são de cor avermelhada quando frescos, com aspeto de "mola de relógio" em *C. Curticei* (fig. 10). O seu tamanho é semelhante ao da Ostertagia. A bursa é muito grande em todas as espécies masculinas deste género.

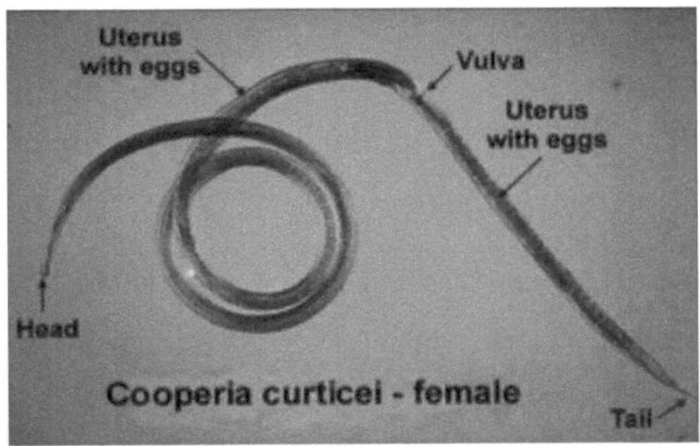

Fig 10: Fêmea de Cooperia curticei

Morfologia microscópica: Em ambos os sexos, a pequena vesícula cefálica (inchaço cefálico) e as estrias cuticulares transversais (14-16 cristas longitudinais) na região esofágica são caraterísticas genéricas. No **macho,** a bursa tem um pequeno lobo dorsal e o raio lateroventral é mais espesso do que o raio ventroventral e divergente deste. As espículas são robustas e pigmentadas de castanho e apresentam uma expansão distinta em forma de asa na região média e possuem cristas. Os machos não têm gubernaculum. Por outro lado, **as fêmeas** têm uma pequena aba vulvar atrás do meio do corpo e possuem uma cauda longa e afilada.

Ciclo de vida: é direto e típico da superfamília (fig. 11).

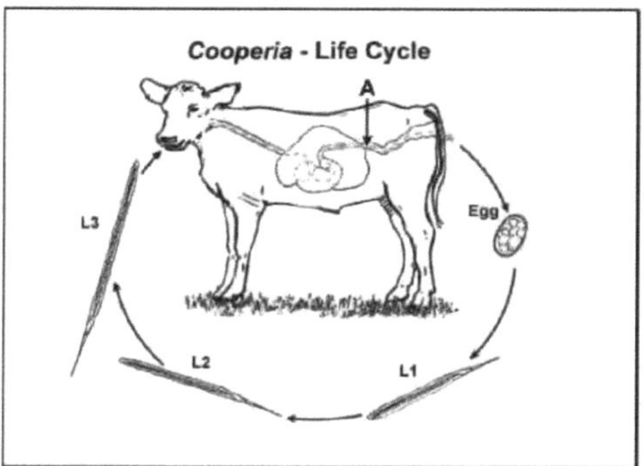

Fig. 11: Ciclo de vida dos parasitas Cooperia

Patogénese: *C. punctata*, *C. pectinata* & *C. surnabada* penetram na superfície epitelial levando à atrofia das vilosidades e à redução da absorção. Mas *C. oncophora* e *C. cruticei* são agentes patogénicos ligeiros e estão associados a inapetência e fraco crescimento.

Sinais clínicos: perda de apetite, ganho de peso reduzido. *C. punctata* & *C. pectinata* causam diarreia, perda de peso grave e edema submandibular.

Epidemiologia: a sua hipobiose na L4 durante as estações secas prolongadas e a capacidade de sobrevivência da L3 são dignas de menção no que respeita à epidemiologia do parasita.

Diagnóstico, tratamento e controlo: o princípio é o mesmo que para a hemoncose e a osteoartrite.

5.   Género Nematodirus

É muito importante e comum nos borregos das regiões temperadas.

Hospedeiro _ ruminantes

Local _ intestino delgado

Espécie _ a. *N. battus* _ ovinos raramente vitelos

b. *N. filicollis* _ ovinos e caprinos

c. *N. spathiger* _ ovinos e caprinos raramente bovinos

d. *N. helvetianus* bovinos

Morfologia grosseira: são relativamente compridos com a parte anterior filiforme. Os adultos são delgados, com cerca de 2,0 cm de comprimento. Os vermes entrelaçados, finos e retorcidos, produzem um aspeto de algodão.

Morfologia Microscópica: Em ambos os sexos existem pequenas vesículas cefálicas distintas (cutícula insuflada à volta da extremidade anterior), possuem 14-18 cristas longitudinais na cutícula do corpo e a parte anterior do corpo é mais fina do que a parte posterior. A bursa do parasita **masculino** tem lóbulos laterais alongados. O lóbulo dorsal com os seus raios de suporte está dividido em dois e cada metade está ligada ao lóbulo lateral. Os raios ventrais são paralelos e próximos uns dos outros, enquanto as espículas são longas e delgadas, fundidas nas pontas.

Na **fêmea**, a cauda é curta e truncada, com um pequeno apêndice terminal delgado (espinha). A postura é maior, ovoide, incolor e com o dobro do tamanho dos ovos típicos de estrôngilos. A vulva abre-se no terço posterior do corpo. Os ovos são tão grandes que se distinguem facilmente de outras espécies de Trichostrongylidae. Quando depositados com as fezes, os ovos contêm cerca de 8 células.

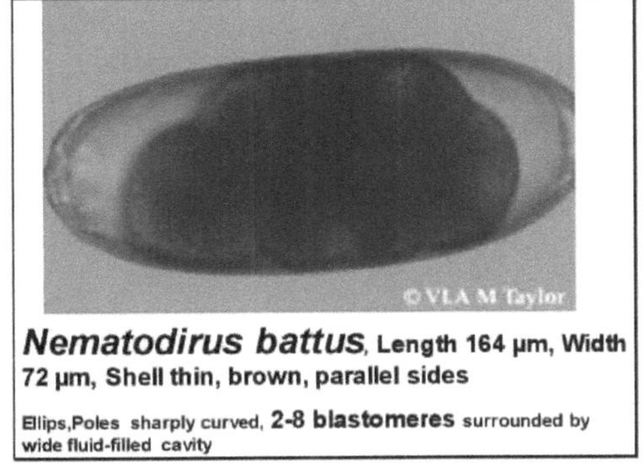

Fig. 12: Óvulo único de Nematodirus battus

Ciclo de vida: único no facto de o desenvolvimento até à L3 ocorrer dentro da casca do ovo em 2 meses (fig. 13). Há um período de atraso antes da eclosão e não é migratório como os outros.

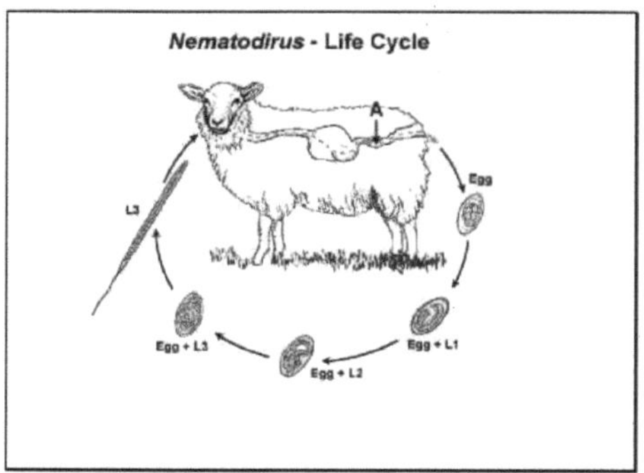

Fig. 13: Ciclo de vida dos parasitas Nematodirus

Patogénese: é atribuível às fases larvares devido à rutura da mucosa ilíaca $L4 \div L5$ coincide com a atrofia das vilosidades e a erosão da mucosa. A capacidade de troca de fluidos e nutrientes do intestino é grosseiramente reduzida.

Sinais clínicos: em caso de infeção grave, a diarreia é o sinal mais proeminente. À medida que a desidratação avança, os borregos inapetentes reúnem-se à volta de água para beber.

Epidemiologia: capacidade da L3 de vida livre dentro do ovo de N. *battus* de sobreviver até 2 anos. Os requisitos críticos de eclosão da maioria dos ovos de N. *battus* também desempenham um papel importante na epidemiologia geral do parasita.

Diagnóstico e tratamento: sinais clínicos, exame post-mortem e cultura de óvulos. O levamisole, as avermectinas (milbemicina) e os benzimidazóis podem ser utilizados como no caso da hemoncocose.

Vermes pulmonares de animais de criação

6. Género Dictyocaulus

Pertence à superfamília Trichostrongyloidea e causa uma doença chamada bronquite pneumónica vermniosa (parasitária) ou simplesmente Dictiocaulose.

Hospedeiro _ Ruminantes, cavalos e burros

Local _ traqueia e brônquios, especialmente o lobo diafragmático

Espécies: três espécies de Dictyocaulus importantes para os animais domésticos:

Tabela 2: Parasitas Dictyocaulus com importância veterinária

Espécies de nemátodos	Espécies hospedeiras	Sítio de Predileção
Dictyocaulus viviparus	Gado e veado	Traqueia e brônquios
Dictyocaulus filaria	Ovinos e caprinos	Traqueia e brônquios
Dictyocaulus arnfeldi	Burros e cavalos	Traqueia e brônquios

Morfologia macroscópica: vermes delgados, em forma de fio, com até 8 cm de comprimento e cor branca leitosa.

Morfologia microscópica: em ambos os sexos, o intestino apresenta uma linha escura e uma cápsula bucal muito pequena e pouco profunda com 4 lábios muito pequenos. Os parasitas machos medem 3 a 8 cm de comprimento e têm uma bursa bem desenvolvida com raios típicos. Os raios medio e póstero-laterais são fundidos entre si, exceto nas suas pontas. Os raios externodorsais surgem separadamente e o raio dorsal é fendido desde a sua base. As espículas são robustas, castanho-escuras e em forma de bota e o gubernáculo é oval e semi-transparente. *D. viviparus* é muito semelhante a *D. filarial*, mas os raios médio e póstero-lateral estão completamente fundidos e têm espículas mais curtas. Os raios medio e posterolaterais de *D. arnfieldi* estão fundidos em cerca de metade do seu comprimento. As fêmeas têm 5-10 cm de comprimento e a sua vulva está situada não muito atrás do meio do corpo. São ovovivíparas, pelo que os ovos contêm larvas completamente formadas aquando da postura.

Larvas: As larvas de *D. filaria* têm o botão cuticular apical (bolbo) anteriormente (fig. 15). A larva tem um movimento carateristicamente lento. As larvas têm granulação intestinal assimétrica e escura e cauda de extremidade romba. A L1 de *D. filaria* é maior do que a do Protostrogylid. As fêmeas são ovovivíparas (põem ovos larvados). As células intestinais de L1 estão cheias de grânulos alimentares castanhos escuros, pelo que as fases pré-parasitárias não precisam de se alimentar de bactérias. Assim, a bainha de L1 e L2 é retida externamente na bainha de L3 para proteção contra condições ambientais adversas.

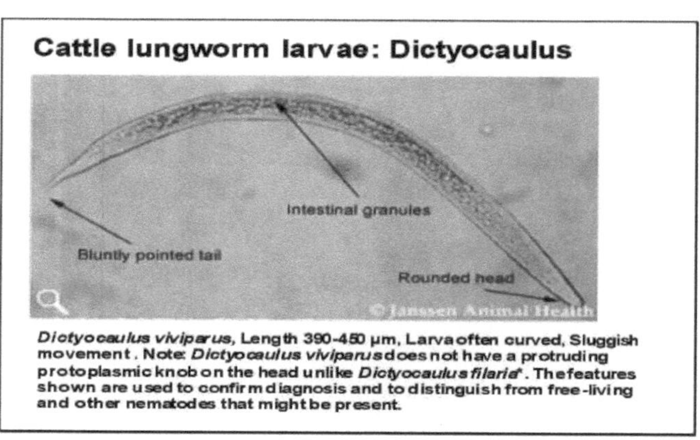

Fig 14: Larvas de Dictyocaulus viviparous

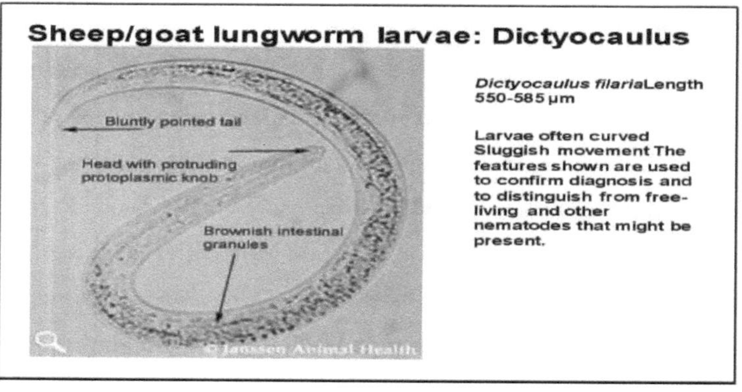

Fig. 15: Larvas de Dictyocaulus filaria

Ciclo de vida: As L1 migram pela traqueia e tossem para serem engolidas e expelidas com as fezes. As L3 deixam a bolsa fecal para alcançar a erva, quer por motilidade, quer por dispersão a cerca de 2-3 m, com a ajuda de um fungo cosmopolita chamado *pilobolus*. A maioria dos ovos de *D. arnfieldi* não eclodem antes de serem eliminados nas fezes. L_3÷ penetram na mucosa intestinal÷ gânglios linfáticos mesentéricos para mudarem para L4÷ viajam através da linfa e do sangue para os pulmões÷ saem dos capilares para÷ alvéolos passagens de ar÷ L4 - L5 nos bronquíolos÷ adulto amadurece nos brônquios para amadurecer.

Patogénese: primeira fase de penetração -÷ as larvas deslocam-se para os pulmões e as lesões não são aparentes. Em segundo lugar, fase pré-patente÷ alveolite÷ bronquiolite÷ bronquite. O infiltrado celular de neutrófilos, eosinófilos e macrófagos obstrui os lúmens brônquicos, causando o colapso de outros alvéolos. A morte deve-se ao enfisema intersticial e ao edema pulmonar. Em terceiro lugar, a fase Patente÷ dois sinais principais, bronquite parasitária÷ muco branco espumoso e hiperplásico e infiltração de células. Pneumonia parasitária÷ causada pela aspiração de ovos e L_1 para os alvéolos como corpos estranhos, provocando infiltração celular e consolidação dos lóbulos. Em seguida, o período pós-patente÷ fase de recuperação÷ período pós-patente da bronquite parasitária processar-se-á da respectiva forma.

Sinais clínicos: é geralmente crónica em animais adultos. Alguns animais são afectados de forma ligeira, a maioria de forma moderada e alguns de forma grave. Os animais ligeiramente afectados tossem de forma intermitente e os moderadamente afectados têm crises frequentes de tosse. Os animais gravemente afectados apresentam taquipneia grave, dispneia e adoptam a clássica posição de fome de ar, respirando pela boca. Podem ser observados sinais respiratórios como crises de tosse, exsudação de muco tenaz das narinas e bronquite. No entanto, a temperatura nunca aumenta, a não ser que se desenvolva uma pneumonia.

Epidemiologia: afecta normalmente os jovens, uma vez que os animais mais velhos têm uma forte imunidade nas zonas endémicas. Chuvas fortes facilitam a migração de L3 dos pensos fecais para a erva. As L3 hibernadas sobrevivem durante o inverno na pastagem. Animais portadores *D*.

Viviparus sobrevive durante 6 ou mais meses nos pulmões dos animais. <u>Pilobols÷</u> cresce normalmente na superfície de 95% de fezes de bovinos e dissemina-se L3 e aumenta com o vento moderado Hipobiose --> como detenção tardia L4 e início L5.

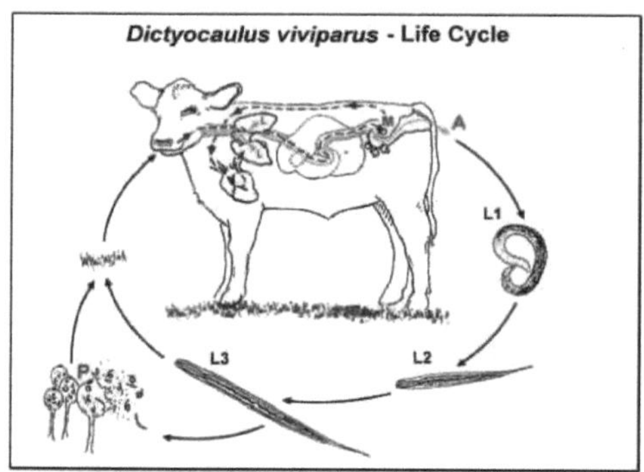

Fig 16: Ciclo de vida de Dictyocaulus viviparous

Diagnóstico: os sinais clínicos, a época do ano e a história de pastoreio e a demonstração de L1 em amostras frescas colhidas do reto podem ser utilizados como meios de diagnóstico.

Tratamento: Benzimidazóis, Imidazotiazóis, Avermectinas e Moxidectina.

Controlo: Vacinação através de vacinas de larvas atenuadas em áreas endémicas. Apesar de um enorme esforço, existe apenas uma vacina comercial bem sucedida contra o parasita, mas todas as outras ainda não foram comercializadas. Tratar os potenciais portadores de vermes e evitar o excesso de efectivos.

II. Superfamília Metastrongyloidea (doença do verme pulmonar nodular) dos suínos, ovinos e caprinos:

Os membros desta superfamília têm corpo fino, bursa reduzida ou mesmo ausente, raios bursais fundidos em graus variáveis e espículas marcadas com expansões membranosas. Têm um ciclo de vida indireto.

1. Género Metastrongylus de suínos

Hospedeiros _ porco--> é o único género que afecta os pulmões dos porcos

Hospedeiro intermediário _ vermes da terra   >porco infetado por comer minhocas

Local _ pequenos brônquios e bronquíolos

Espécie _ *M. apri (elongatus)*, *M. salmi* & *M. pudendotectus*

Morfologia: vermes brancos e delgados, o hospedeiro, o local e o comprimento são suficientes para a identificação genérica. Os ovos têm casca grossa e áspera e larvaram aquando da postura.

Ciclo de vida: as minhocas ingerem L1 que se desenvolvem para L3 em 10 dias. Suínos infectados pela ingestão de minhocas intermédias

Patogénese: Período pré-patente -- >Consolidação pulmonar, hipertrofia muscular enquanto o período pós-patente leva à consolidação, enfisema.

Sinais clínicos: a maioria das infecções é ligeira e assintomática. Sinais respiratórios como tosse, dispneia e corrimento nasal apenas em infecções graves. Uma complicação bacteriana secundária pode agravar o sinal clínico.

Epidemiologia: Mais prevalente em suínos de 4-6 meses. A criação de suínos pode evitar surtos graves. Pode transmitir vírus suínos como a gripe suína e a doença de Teschen.

Diagnóstico: demonstração de ovos embrionados em fezes frescas por $MgSO_4$ saturado, pequenos ovos larvados de casca rugosa são caraterísticos.

Tratamento: como descrito para a Dictiocaulose.

2. Metastrongilose (doença do verme pulmonar nodular) dos ovinos e caprinos

Anfitrião _ shoats

Hospedeiro intermediário _ Mulluscs (caracóis e lesmas)

Espécie e local: *Capilares de Muellerius*: é o mais comum -÷ alvéolos.

Protostrongylus --- ÷   pequenos

bronquíolos

Morfologia: são vermes castanhos, semelhantes a pêlos, com até 3 cm de comprimento. Encontram-se incorporados em nódulos de tecido pulmonar.

Ciclo de vida: as fêmeas são ovovivíparas÷ $L_{(1)}$ passa nas fezes. A L_1 penetra nas patas do mulluscus e desenvolve-se até à L3. A ovelha é infetada ao ingerir L3 contendo mulluscus libertado pela digestão. As L3 deslocam-se para os pulmões por via linfático-vascular. A muda parasitária ocorre nos gânglios linfáticos mesentéricos e nos pulmões. A figura seguinte mostra as larvas de Muelleries capillaries e Protostrongylus (fig. 17a & 17b).

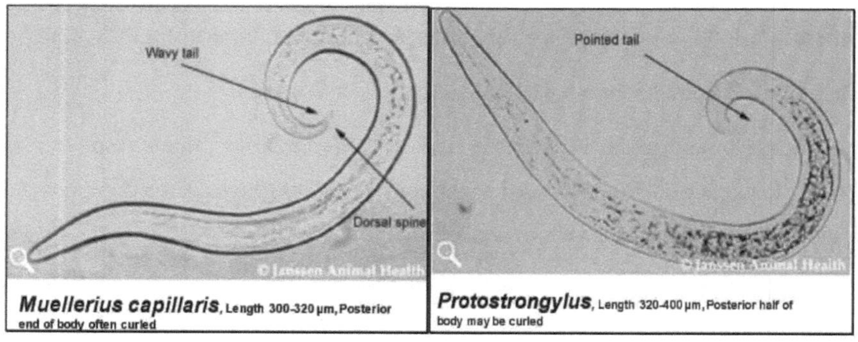

Fig. 17a: Larvas de Muellerius capillaris Fig. 17b: Larvas de Protostrongylus

Patogénese: O Muellerius provoca lesões pequenas, esféricas e nodulares nas superfícies pulmonares. O Protostrongylus envolve uma área pulmonar maior, causando a oclusão de um pequeno brônquio.

Sinais clínicos: Raramente são observados sinais pneumónicos. As infecções são quase sempre inaparentes quando encontradas na necropsia.

Diagnóstico: O L1 dos vermes pulmonares nodulares não tem o botão protoplasmático anterior e é mais pequeno do que o Dictyocaulus. É transparente sem granulação intestinal escura. O Protostrongylus tem a extremidade da cauda afiada, ao contrário da extremidade da cauda romba do Dictyocaulus. Mas a extremidade da cauda do Muellerius tem forma de "S" com espinha.

Tratamento: é possível através de muitos anti-helmínticos modernos como benzimidazóis, Levamisole, ivermectina. Mas o tratamento é mais difícil do que o da dictiocaulose.

Epidemiologia: O Muellerius tem uma distribuição extensa e uma prevalência elevada devido à maior área de distribuição do seu hospedeiro intermediário. O Protostrongylus tem uma prevalência mais baixa devido à gama restrita do seu hospedeiro intermediário. O L1 pode sobreviver durante meses nos sedimentos fecais. A L1 pode persistir durante toda a vida do verme. Tem um longo período de patência e os juvenis não podem desenvolver imunidade adquirida.

3. Metastrongilos de cães e gatos

Vivem nos pulmões ou adjacentes aos pulmões e Os géneros de importância veterinária são:

Género Oslerus (syn. Filaroides)

Hospedeiros _ cães domésticos e selvagens

Local _ nódulos fibrosos na região de bifurcação da traqueia e brônquios adjacentes

Espécie _ *O. osleri*

Género Aelurostrongylus

Hospedeiros _ gatos

Local _ parênquima pulmonar e pequenos bronquíolos

Hospedeiros intermediários _ muitos moluscos

Espécie _ *A. abstrusus*

Género Angiostrrongylus

Anfitriões - cão

Hospedeiro intermediário _ caracóis e lesmas terrestres

Local _ ventrículo direito e artéria pulmonar

111. Superfamília Strongyloidea

Ao contrário das duas superfamílias anteriores, são caracterizados pelas seguintes caraterísticas: i. Cápsula bucal grande ii. Possuem dentes ou placas cortantes

iii.   Coroas de folhas proeminentes (corona radiata) rodeiam a boca

iv.   A alimentação é feita através da ingestão de tampões da mucosa, com exceção do Syngamus na traqueia/brônquios, enquanto o Stephanurus se encontra na zona perirenal do rim.

Os estrongiloídeos dividem-se em dois grupos A. Estrongilos B. Ancilostomídeos

A. Estrongilos: são parasitas do intestino grosso. Os géneros de importância veterinária são:

i.   Género Strongylus

ii.   Género Cyathostomes (Trichonema)

iii.   Género Triodontophorus

iv.   Género Oesophagostomum

v.   Género Chabertia

B. Ancilostomídeos: são parasitas do intestino delgado. Os 3 géneros de importância veterinária são:

i.   Género Ancylostoma

ii.   Género Bunostomum

iii.   Género Uncinaria

Género Syngamus (verme da gapeira)

O Syngamus trachea é o único membro deste género com importância veterinária e parasita o trato respiratório superior de aves não aquáticas; é vulgarmente conhecido como "verme da gapeira" e pode ser responsável por dificuldades respiratórias e morte em aves domésticas e selvagens.

Hospedeiros _ galinhas domésticas e aves de caça (aves de capoeira)

Local _ Traqueia

Espécie _ *S. trachea*

Morfologia macroscópica: A fêmea grande e o macho pequeno, de cor avermelhada, estão em cópula permanente formando um "Y". É o único parasita que habita a traqueia das aves domésticas (fig. 18).

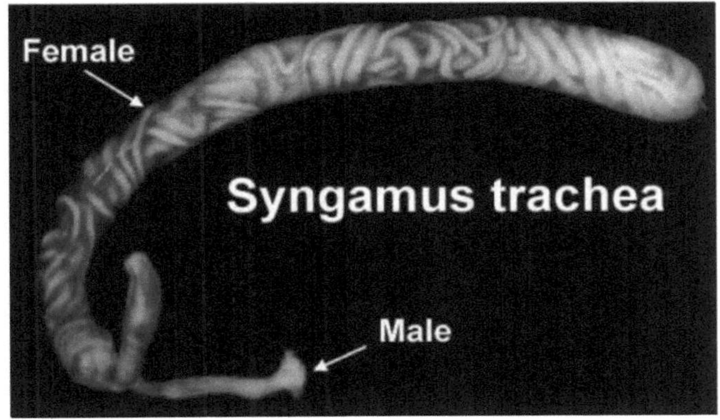

Fig. 18: Estado copulatório permanente feminino e masculino de Syngamus trachea

Microscópico: Cápsula bucal grande e pouco profunda com até 10 dentes triangulares na sua base. Ovos elipsoides de casca fina com opérculo em ambas as extremidades (fig. 19). A vulva feminina encontra-se perto da extremidade posterior.

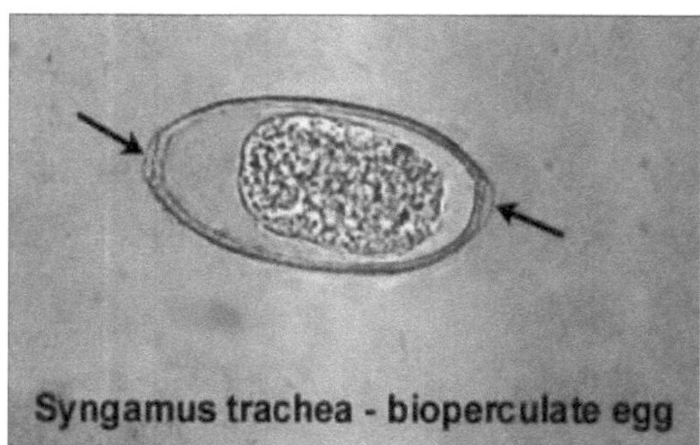

Fig 19: Ovo bi-operculado de Syngamus trachea

Ciclo de vida: As L3 desenvolvem-se no ovo e a infeção pode ser feita através da ingestão de L3 eclodidas ou não eclodidas ou através da ingestão de minhocas, lesmas, caracóis ou besouros hospedeiros de transporte (fig. 20). Depois, no IH, segue-se uma migração entero-hepato-pulmonar.

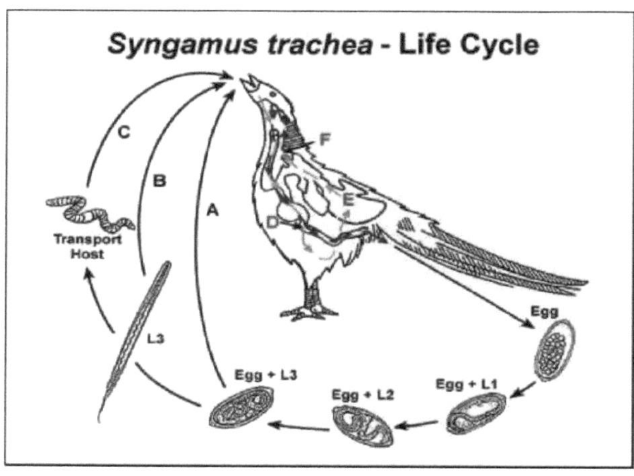

Fig 20: Ciclo de vida de Syngamus trachea

Patogénese: Especialmente em aves jovens, a migração para os pulmões causa pneumonia e morte. A hemorragia, a traqueíte e a produção excessiva de muco são evidentes durante uma infestação intensa.

Sinais clínicos: A pneumonia durante a fase pré-patente pode causar sinais de dispneia e depressão, ao passo que a presença de vermes adultos e o excesso de muco na traqueia levam a sinais de asfixia ou sufocação, com a ave a arfar em busca de ar; é frequente haver um grande abanar da cabeça e tosse ao tentar livrar-se da obstrução. O quadro clínico das "lacunas" pode, pois, ir desde os gases, dispneia e morte até, em animais menos gravemente afectados, fraqueza, anemia e emaciação.

Epidemiologia: principalmente importante nas aves jovens. Os ovos e as L3 têm grande capacidade de sobrevivência

Diagnóstico: sinais clínicos e ovos típicos nas fezes e adultos na mucosa traqueal.

Tratamento: Os benzimidazóis, o nitroxinil e o levamisole são todos eficazes.

Género Stephanurus (Doença do verme do rim dos suínos)

É um verme dos rins dos suínos.

Hospedeiros _ porco

Local _ rim (fig. 22) e tecidos perirrenais

Espécie _ *S. dentatus*

Morfologia: De cor rosada, grande, robusto, com 2-4,5 cm de comprimento, com cutícula transparente e cápsula bucal grande (fig. 21, lado direito). Ovos elipsoidais irregulares e largos passam com a urina (fig. 21, lado esquerdo).

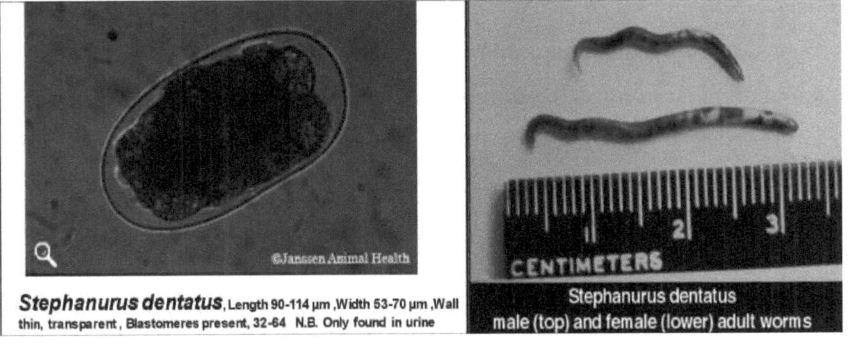

Fig 21: Ovo de Stephanurus dentatus (lado esquerdo) e adulto de S. dentatus (lado direito)

Patogénese: As larvas migratórias causam cirrose, formação de cicatrizes e trombose hepática, peritonite, uretrite e cistite.

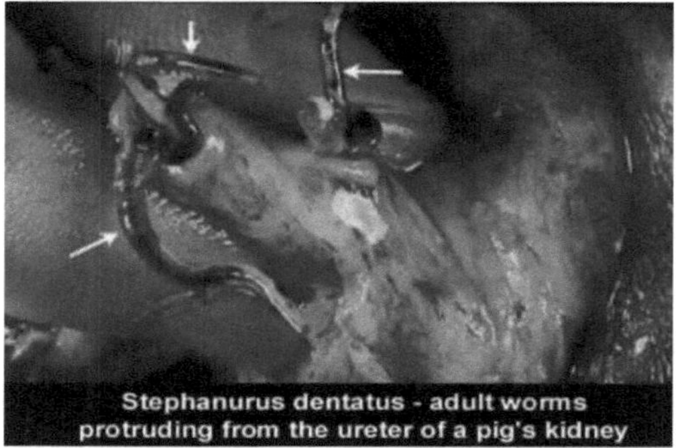

Fig. 22: Stephanurus dentatus adulto em ureter de suíno

Ciclo de vida: Desenvolvimento pré-parasitário desde o ovo até à L3, é tipicamente estrongiloide, embora as minhocas possam intervir como hospedeiros de transporte. Existem três modos de infeção 1. Por ingestão da L3 livre

2. Ingestão de minhocas portadoras do vírus L3

3. Por via percutânea. Foi registada uma infeção pré-natal

Depois de entrar no corpo, há uma muda imediata e as L4 viajam para o fígado na corrente sanguínea, quer a partir do intestino pelo sistema portal, quer a partir da pele pelo pulmão e pela circulação sistémica. No fígado ocorre a muda final e os jovens adultos vagueiam no parênquima durante três meses ou mais antes de perfurarem a cápsula e migrarem na cavidade peritoneal para a região perirenal. Aí são encerrados num quisto por reação do hospedeiro e completam o seu desenvolvimento. O cisto comunica com o ureter diretamente ou, se estiver mais distante, por um canal de ligação fino, permitindo que os ovos do verme sejam excretados na urina. O período pré-patente varia de 6 a 19 meses e os vermes têm uma longevidade de cerca de dois anos.

Patogénese: O principal efeito patogénico deve-se às larvas que, na fase L tardia, possuem cápsulas bucais fortemente esclerotizadas capazes de rasgar tecidos e causam muitos danos ao fígado e, ocasionalmente, a outros órgãos nas suas deambulações. Em infecções graves, pode ocorrer cirrose grave e ascite e, em casos raros, insuficiência hepática e morte. No entanto, na maioria das infecções, os efeitos só se manifestam após o abate, sob a forma de cirrose irregular, e a principal importância do verme é económica, devido à condenação do fígado.

Sinais clínicos: Na maioria das infecções, o único sinal é a falta de ganho de peso ou, em casos mais graves, a perda de peso. Quando a lesão hepática é mais extensa, pode haver ascite, mas só quando há uma invasão maciça, comparável à fasciolose aguda nos ovinos, é que ocorre a morte

Diagnóstico: É provável que os sinais clínicos sejam poucos e, uma vez que a maior parte dos danos ocorre durante a fase pré-patente, os ovos podem não ser encontrados na urina. No entanto, em áreas endémicas, onde os suínos não se desenvolvem e onde os matadouros locais registam um número apreciável de fígados cirróticos, pode ser feito um diagnóstico presuntivo.

Tratamento: O levamisole, os benzimidazóis modernos e a ivermectina são eficazes.

Controlo: Os regimes que incorporam o controlo anti-helmíntico recomendam o tratamento das porcas e marrãs 1-2 semanas antes da cobrição e, novamente, 1-2 semanas antes do parto.

A. Estrôngilos

I. Estrongilos dos equídeos

1. Género Strongylus

São vulgarmente designados por estrôngilos grandes ou migratórios.

Hospedeiro _ equídeos

Local _ ceco e cólon (fig. 24a e 24b)

Espécie _ *S. vulgaris,* S. *edentatus* & *S. equinus*

Morfologia macroscópica: vermelho-escuro robusto e com uma cápsula bucal proeminente bem desenvolvida.

Morfologia Microscópica: *S, vulgaris* tem 1,5 - 2,5 cm de comprimento e tem 2 dentes arredondados em forma de orelha (fig. 23). L4 migram para a artéria mesentérica cranial e seus ramos principais. Provocam a formação de trombos nas artérias envolvidas. *S, edentatus* ÷ tem 2,5 - 4,5 cm de comprimento e não tem dentes. *S, equinus* ÷ tem de 2,5 a 5,0 cm de comprimento e tem 3 dentes cónicos. Um dente está situado dorsalmente, é maior do que os outros e é bífido.

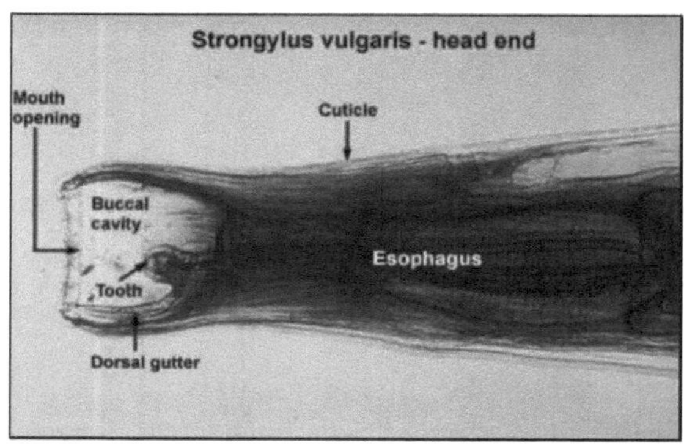

Fig. 23: Extremidade anterior do Strongylus vulgaris

Ciclo de vida: *S^vulgaris* L3 muda para L4 na submucosa e depois entra em pequenas artérias. Em seguida, migram no endotélio para as artérias mesentéricas cranianas e os seus ramos principais, mudam para L5 e regressam à parede intestinal através dos lúmens arteriais. Na parede do ceco e do cólon, forma nódulos à volta de L5. Tem um período de pré-patência de 6 a 7 meses.

Por outro lado, *S. edentates* L₃ via sistema portal atinge o parênquima hepático e muda para L4. As larvas migram depois para o seu local de predileção nos flancos e ligamentos hepáticos e mudam para L5. Em seguida, migram para a parede do intestino grosso, onde se formam grandes nódulos purulentos à sua volta. O período de pré-patência é de 10 a 12 meses. No caso do *S. equinus*, as L₃ provocam a formação de nódulos na camada muscular e subserosa do intestino. A L3 muda para L4 dentro destes nódulos e depois viaja através da cavidade peritoneal para o fígado. Depois, as L4 e L5 encontram-se no pâncreas e à sua volta, antes de aparecerem no lúmen do TGI. O período de pré-patência é de 8 a 9 meses.

Patogénese: as larvas de *S. vulgaris* provocam a formação de trombos na artéria mesentérica craniana e nos seus ramos principais devido a uma inflamação acentuada e ao espessamento da parede arterial. Também provoca aneurismas verdadeiros com dilatação e afinamento da parede arterial. *Em S. edentatus* há causas graves de hemorragia no fígado e no pâncreas. *A S. equinus* é pouco ativa. Enquanto os <u>adultos</u> estão associados a danos na mucosa do intestino grosso devido aos hábitos alimentares dos vermes que causam hemorragias, úlceras e anemia.

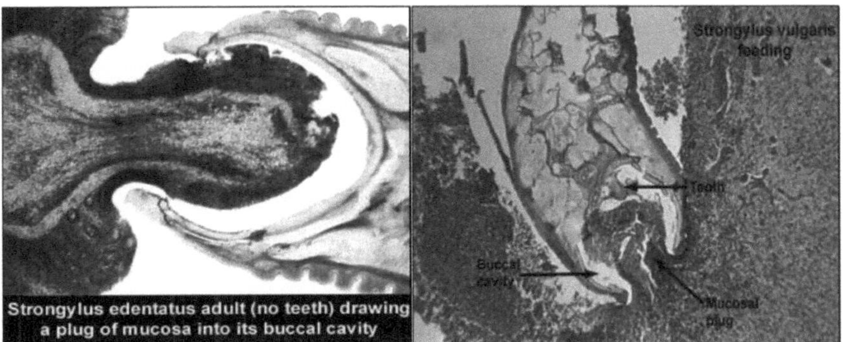

Fig 24 a: Strongylus edentatus Fig 24b: Strongylus vulgaris

Sinais clínicos: febre, inapetência e embotamento, acompanhados de cólicas devido à pressão do aneurisma da artéria mesentérica craniana sobre os plexos nervosos associados. Falta de fôlego, anemia e, por vezes, diarreia com desempenho geral afetado em animais adultos.

2.   Género Cyathostomes

São também designados por estrôngilos pequenos ou não migradores, Ciatostomídeos ou Triconemídeos.

Hospedeiros _ equídeos

Local _ ceco e cólon

Géneros: Géneros como Cyathostomum, Cylicocyclus, Cylicodontophorus e Cylicostephanus são coletivamente designados por ciatostomídeos e a sua ocorrência está indicada em mais de 15 espécies.

Morfologia macroscópica: são muito pequenos, com menos de 1,5 mm de comprimento. A cor varia do branco ao vermelho escuro.

Morfologia Microscópica: Cápsula bucal cilíndrica bem desenvolvida, sem dentes. Tem coroas de folhas internas e externas. As espículas dos machos têm a ponta farpada e na vulva da fêmea estão perto do ânus.

Ciclo de vida: é direto (fig. 25). As L3 invadem e encapsulam-se na mucosa do ceco e do cólon e desenvolvem-se em L_4. Depois, as L_4 transformam-se em L_5 no lúmen intestinal e têm um período de pré-patência de 2-3 meses.

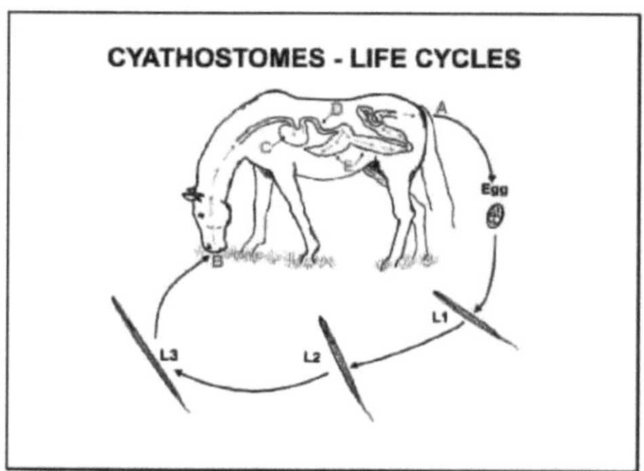

Fig. 25: Ciclo de vida dos Ciatostomídeos

Patogénese: Provoca uma resposta inflamatória e hipertrofia das células caliciformes. O aparecimento de L4 vermelho vivo no lúmen intestinal provoca uma irritação intensa e uma infiltração maciça de eosinófilos. Enterite catarral e hemorrágica com espessamento e edema da mucosa . A enterite descamativa resulta de erosões provocadas por um grande número de vermes. Também provoca cólicas e diarreia grave.

Sinais clínicos: Inquietação, perda de peso acentuada e rápida e emaciação. Além disso, pode seguir-se diarreia abundante, cólicas, descarga de um grande número de larvas vermelhas brilhantes com fezes e morte.

Epidemiologia: os animais de primeira pastagem estão em risco elevado. Capacidade da sua L3 e do seu ovo sobreviverem à época de pastagem anterior. Hipobiose _ Os ciatostomídeos sofrem um atraso no desenvolvimento na fase L3.

Diagnóstico: a história da pastagem, os sinais clínicos, a perda de condição e a anemia são factores que contribuem para o diagnóstico. Deteção de ovos ovais, de casca fina, típicos de estrôngilos nas fezes.

A identificação exacta pode ser feita através de cultura fecal. A presença de aneurisma como um grande corpo pulsante (6-7 cm) por palpação rectal também pode indicar a sua presença.

Tratamento: anti-helmínticos como os benzimidazóis, o pirantel e as avermectinas.

Controlo: tratamento regular, tratamento de animais novos e portadores, rotação do paddock e rotação de anti-helmínticos todos os anos.

3. **Género Triodonthophorus (Estrófulo grande)**

Os membros deste género comum de grandes estrôngilos não migratórios ocorrem frequentemente em grande número no cólon e contribuem para os efeitos deletérios da infeção mista por estrôngilos.

Hospedeiros: cavalos e burros

Local: cólon e ceco

Espécies: 1. Triodontophorus seratus

2. T. tenuicolliis

3. T. brevicauda

4. T. minor

Distribuição: Mundial.

Morfologia macroscópica: vermes robustos avermelhados com 1 a 2,5 cm de comprimento, facilmente visíveis na mucosa do cólon.

Morfologia Microscópica: a diferenciação das espécies baseia-se nas caraterísticas da cápsula bucal, especialmente no número e na forma dos dentes presentes em todas as espécies.

Ciclo de vida: existe pouca informação disponível sobre o ciclo de desenvolvimento deste género, mas pensa-se que seja semelhante ao do género Trichonema.

Patogénese: tal como os outros estrôngilos do cavalo, o efeito patogénico deste verme é a lesão da mucosa do intestino grosso devido aos hábitos alimentares dos parasitas adultos: em particular, o T. tenuicollis, cujos adultos se alimentam em grupos e provocam a formação de grandes úlceras profundas que podem ter vários centímetros de diâmetro.

II. Estrongilos dos ruminantes e dos suínos

4.   Género Oesophagostomum

é referido como <u>vermes nodulares </u>devido à formação de nódulos na parede intestinal. Também é conhecido como tripas espinhentas ou tripas nodosas ou esofagostomose.

Hospedeiros _ ruminantes e suínos

Local _ ceco e cólon

Espécie_ a. *Oe. columbianum* -------------------------- ÷ovinos e caprinos

b.   *Oe. venulosum*-------------------------------------- ÷ovinos e caprinos

c.   *Oe. radiatum* -------------------------------------- ÷bovinos e búfalos

d.   *Oe. dentatum & Oe. quadrispirulatum* ----------- ÷porco

Morfologia macroscópica: o branco robusto de até 2 cm de comprimento e a cabeça afilada distinguem-no de Chabertia.

Morfologia microscópica: ambos os sexos são brancos a branco-acinzentados e têm uma cápsula bucal cilíndrica e estreita rodeada por coroas de folhas. Enquanto a vulva das fêmeas está perto da extremidade posterior e comprimida por coroas de folhas externas. As fêmeas também têm uma forma de gancho numa das extremidades devido às grandes asas cervicais.

O género é caracterizado por ter uma vesícula cefálica cuticular insuflada que termina num sulco cervical ventral, seguido de uma grande asa cervical em algumas espécies. Em *Oe. columbianum* as papilas cervicais estão localizadas na extremidade anterior das asas cervicais, mas em *Oe. venulosum* estão situadas atrás do nível do esófago. Em *Oe. dentatum* as papilas cervicais estão situadas na extremidade posterior do esófago, mas em *Oe. radiatum* estão situadas perto do meio do esófago. Em *Oe. columbianum* o colar bucal é hemisférico mas é um disco achatado como em *Oe. Radiatum. Oe. radiatum* carece de coroas foliares externas, enquanto *Oe. venulosum* carece de alas cervicais laterais.

Ciclo de vida: é o **ciclo** direto (fig. 26). As L3 penetram na mucosa do intestino e são encerradas em nódulos óbvios e transformam-se em L4. Os nódulos estão ausentes no *Oe. venulosum*, ao contrário do *Oe.*

Columbianum, Oe. radiatum & Oe. quadrispirulatum causam todos a formação de nódulos. Depois, as L4 emergem na mucosa e migram para o cólon para se tornarem adultas. Também pode ser retido como L4 durante 1 ano nos nódulos.

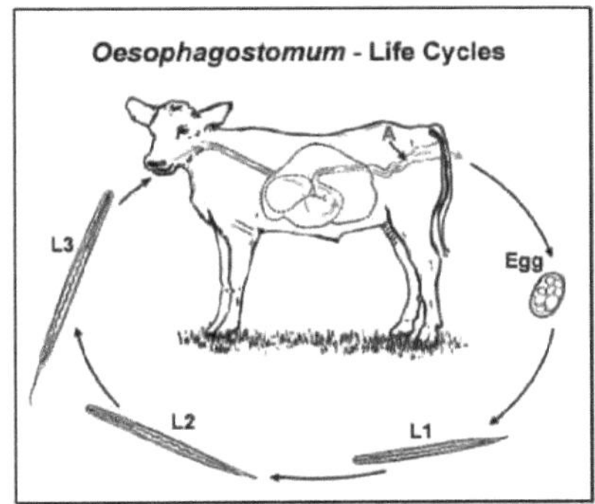

Fig 26: Ciclo de vida de Oesophagostomum

Patogénese: Todas as espécies podem causar enterite grave. A formação de nódulos provoca uma resposta inflamatória grave. Os nódulos contendo pús verde e L4 podem atingir 2 cm de diâmetro. O aparecimento de L4 provoca ulceração da mucosa e diarreia. Uma infeção grave provoca colite ulcerosa que leva à debilitação e à redução da produção de lã e de carneiro . O intestino não pode ser utilizado para a produção de peles de salsicha e de material cirúrgico.

Sinal clínico: diarreia grave de cor verde escura, perda rápida de peso e edema submandibular. Principalmente crónica÷ Inapetência, e emaciação com diarreia intermitente e anemia.

Epidemiologia: a sua capacidade de sofrer hipobiose na L4 permite-lhe sobreviver na próxima primavera. Durante o inverno, a capacidade de L3 e esta L3 podem ser transportadas nas patas dos dípteros. Falta de imunidade efectiva nos hospedeiros para este parasita em particular.

Diagnóstico: sinais clínicos, post-mortem, ovos nas faces e L3 podem ser identificados após coprocultura.

Tratamento: semelhante ao dos nemátodos Trichostrongyle

5.   **Género Chabertia**

Hospedeiros _ ovinos e caprinos, raramente bovinos, ruminantes selvagens

Sítio _ dois pontos

Espécie _ *C. ovina*

Morfologia macroscópica: maior nemátodo do cólon, branco, com até 2 cm de comprimento. A extremidade anterior parece ter sido cortada retamente devido à boca grande e à extremidade anterior acentuadamente truncada e alargada.

Morfologia Microscópica: Enorme cápsula bucal em forma de sino abrindo-se anteroventralmente. A extremidade anterior é ligeiramente curvada ventralmente. Abertura bucal rodeada por uma fila dupla de pequenas papilas. Apresenta um sulco cervical ventral pouco profundo, sendo a vesícula cefálica ligeiramente insuflada. A bursa masculina é bem desenvolvida, com espículas e gubernáculo, mas não tem dentes.

Ciclo de vida: L3 penetra na parede do intestino delgado e muda. As L4 aparecem no lúmen e migram para o ceco para se transformarem em L5 e depois migrarem para o cólon.

Patogénese: A grande cápsula bucal de L5 e os vermes adultos causam hemorragia à medida que se alimentam da mucosa. Hipoproteinemia e perda de peso devido à fuga de plasma para o intestino, o que leva à perda de albumina. Em caso de infestação grave, há anemia com diarreia devido a danos nos tecidos.

Sinais clínicos: Perda de massa, redução do crescimento da lã e anemia. Fezes manchadas de sangue e muco. Os animais infectados albergam normalmente um pequeno número de parasitas.

Diagnóstico: Deteção de ovos nas fezes e lesões específicas causadas na necropsia. Identificação de L3 em culturas fecais.

Tratamento: Bezimidazóis, O tratamento de outros nemátodos do TGI também elimina *a C. ovina*.

Epidemiologia: A L3 pode sobreviver ao inverno e à hipobiose, uma vez que a L4 está presente na parede do intestino delgado.

B. Vermes de gancho

1. Vermes de gancho dos ruminantes

a. Género Bunostomum

Hospedeiros _ ruminantes

Local _ intestino delgado

Espécie _ *B. phlebotomum* ------ ÷gado

B. trigonocephalum-÷ ovinos e caprinos

Morfologia macroscópica: O maior nemátodo do intestino delgado, com até 3 cm de comprimento e com um gancho na extremidade anterior.

Morfologia Microscópica: Extremidade anterior dobrada dorsalmente, de modo que a cápsula bucal abre-se anterodorsalmente. A grande cápsula bucal tem um par marginal de placas de corte quitinosas e internamente tem um grande cone dorsal que transporta o ducto da glândula esofágica.

Ciclo de vida: A L3 infecta por via percutânea ou oral. A infeção por via percutânea é seguida de migração pulmonar onde a L3 ÷ L4.

Patogénese: 100-500 vermes podem causar anemia e hipoalbuminemia

Sinais clínicos: Anemia, perda de peso, diarreia ocasional, pé atrofiado e sinais de comichão.

Epidemiologia: Alojamento em pátio húmido e Hipobiose

Diagnóstico: Os ovos são mais arredondados e normalmente os detritos encontram-se aderentes às cascas grossas e pegajosas e a epg é inferior à da Haemonchosis. Um diagnóstico preciso requer a identificação de L3 por coprocultura.

b.   Género Gaigeria

O G. pachyscelis é semelhante ao Bunostomum que afecta os ovinos e os caprinos. É um sugador de sangue voraz e mesmo 100-200 vermes podem causar a morte.

2.   Vermes de gancho de cães e gatos

a.   Género Ancylostoma

Hospedeiros _ cão, gato e raposa

Local _ intestino delgado

Espécies:

i.   A. caninum------ ÷cão e raposa

ii.   A. tubaeforme-÷ cat

iii.   A. braziliense-÷ cão e gato

Morfologia macroscópica: tamanho mais pequeno de 1-2 cm no intestino delgado. Postura caraterística de gancho anterior (fig. 27).

Morfologia Microscópica: A extremidade anterior é dobrada dorsalmente e a abertura bucal é direcionada anterodorsalmente. Cápsula bucal grande e profunda com dentes marginais. *A. caninum* & *A. tubaeforme* tem 3 pares de dentes enquanto *A. braziliense* tem 2 pares de dentes.

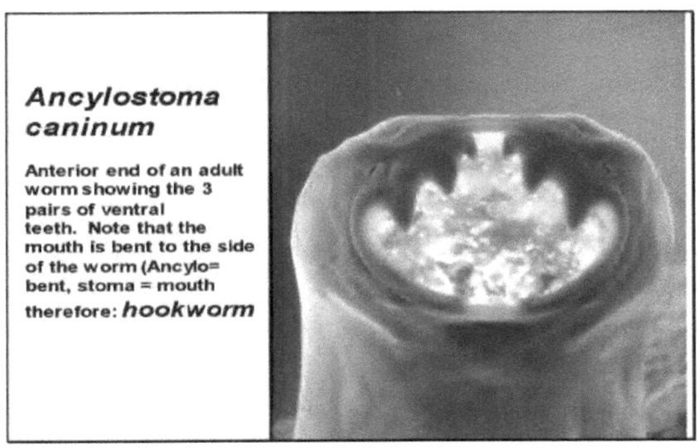

Fig 27: Extremidade anterior do Ancylostoma caninum

Ciclo de vida: Na infeção percutânea, a L3 viaja através do sangue para os pulmões e muda para a L4 nos brônquios e na traqueia. Depois são engolidas e passam para o intestino delgado para se transformarem em L5. Mas se a infeção for por ingestão, as L3 penetram na mucosa bucal para sofrer migração pulmonar ou passam diretamente para o intestino para se desenvolverem para L5. Nas cadelas susceptíveis, as porções de L3 que chegam aos pulmões migram para os músculos esqueléticos, permanecendo em estado de dormência e infectando mais tarde as crias que mamam durante 3 semanas em 3 ninhadas consecutivas.

A L3 dormente também pode retomar (recomeçar) a migração meses ou anos depois para se tornar L5 no intestino. Em *A. tubaeform do* gato e *A. braziliense* do cão e do gato não há evidência de transmissão transmamária. A maior importância do *A. braziliense* do cão e do gato é o facto de ser a principal causa da larva migrans cutânea no homem. A larva migrans cutânea é um trato inflamatório eritematoso tortuoso na derme e prurido grave em L3. Penetra na pele e vagueia na derme durante semanas, mas não se desenvolve até L5.

Patogénese: Anemia hemorrágica aguda ou crónica e deficiência de Fe. Cada verme elimina cerca de 0,1 ml de sangue por dia. Reacções cutâneas como eozema e ulceração.

Sinais clínicos: Anemia, lassidão e embaraço respiratório. A diarreia com sangue e muco, a perda de peso, a pelagem deficiente, a perda de apetite e a pica são alguns dos sinais clínicos reflectidos, para além das lesões cutâneas e da claudicação.

Epidemiologia: Os animais jovens são altamente susceptíveis. Infeção trans-mamária em cachorros amamentados mantidos em ambiente limpo. As cadelas portadoras de L3 dormentes são negativas à contagem de ovos nas fezes e não podem ser tratadas com anti-helmínticos.

Diagnóstico: Sinais clínicos, historial e exame fecal, especialmente ovos elevados por grama (EPG).

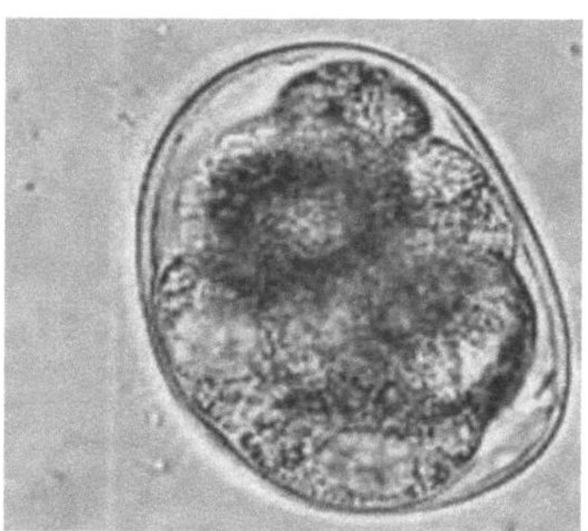

Fig. 28: Ovos únicos de Ancylostoma caninum

Tratamento: Bezimidazóis. Administração parentérica de Fe e fornecimento de uma dieta rica em proteínas em casos graves.

Controlo: Terapia anti-helmíntica regular de 3 em 3 meses e gestão higiénica.

b.   Género Uncinaria

Anfitriões: Cão, gato e raposa **Local**: Intestino delgado.

Espécies: Uncinaria stenocephala

Identificação: Um verme pequeno, até 1,0 cm, que possui duas placas de corte na borda da cápsula bucal e, na base, um pequeno par de dentes. Os ovos tinham 72-80×45- 55µm de tamanho (fig. 29), com uma temperatura óptima de 20°C.

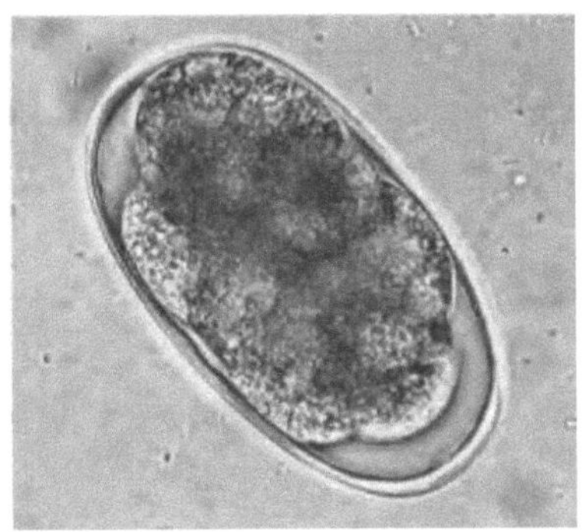

Fig 29: Óvulo único de Uncinaria stenocephala

Ciclo de vida: Semelhante ao A. caninum, exceto a infeção oral, sem que a migração pulmonar seja a via habitual (fig. 30). Até à data, não existem provas de infeção trans-mamária. O período pré-patente é de cerca de 3-4 semanas e pode ser prolongado dependendo do estado imunitário.

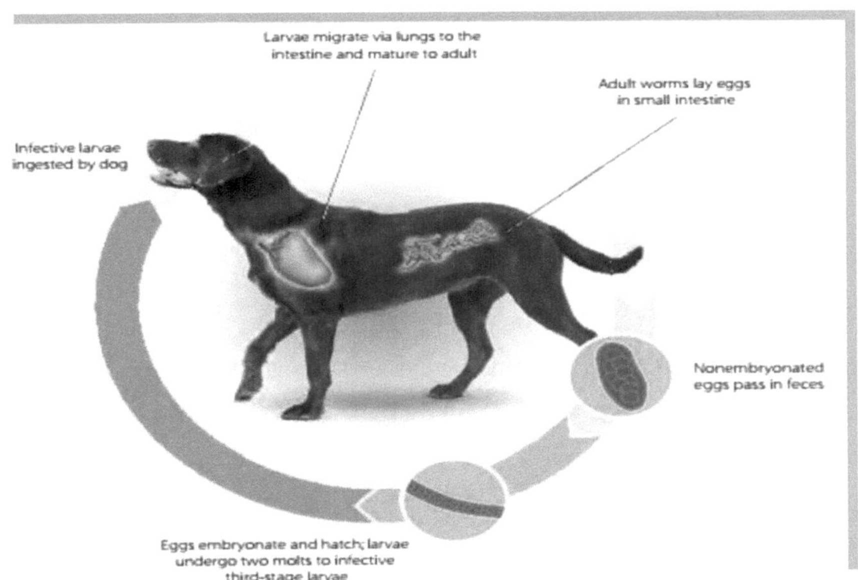

Fig. 30: Ciclo de vida da Uncinaria stenocephala

Patogénese e sinais clínicos: O verme não é um sugador de sangue voraz como o A. caninum, mas foram registadas hipoalbuminemia e anemia de baixo grau, acompanhadas de diarreia, anoxia e letargia, em cachorros fortemente infectados. Provavelmente, a lesão mais comum em cães que se tornaram hipersensíveis devido a uma exposição anterior é a dermatite pedal, que afecta particularmente a pele interdigital.

Epidemiologia: a sua distribuição é principalmente no hemisfério norte, especificamente nas zonas temperadas e subárcticas. É amplamente conhecido como "o ancilóstomo do norte". O padrão sazonal das larvas infecciosas está fortemente dependente da temperatura. De facto, os ovos e as larvas infectantes de U. stenocephala eram mais resistentes ao congelamento do que os de *A. caninum*. As larvas infectantes permaneceram viáveis em água da torneira a 5°C durante 10 meses.

Diagnóstico: Em áreas onde o A. caninum está ausente, os sinais clínicos da infeção patente, juntamente com a demonstração de ovos de estrôngilo nas fezes, são indicativos de uncinariose. Quando o Ancylostoma também é endémico, o diagnóstico diferencial pode exigir uma cultura de larvas, embora o tratamento seja semelhante.

Tratamento e controlo: O tratamento anti-helmíntico regular e uma boa higiene controlam a infeção por Uncinaria. A dermatite pedal responde mal ao tratamento sintomático, mas regride gradualmente na ausência de reinfeção.

2.6 NEMÁTODOS NÃO BURSADOS

IV. Superfamília Ascaridoidea

Os membros desta superfamília são os nemátodos mais comuns e maiores. Tem uma morfologia simples e habita o intestino delgado. Causa perdas económicas significativas. Tanto as larvas como os estádios adultos têm um efeito deletério.

Caraterísticas comuns e morfologia: são vermes grandes, brancos e opacos. Não se fixam à mucosa intestinal e não possuem cápsula bucal. A boca é rodeada por 3 lábios (1 dorsal e 2 subventrais). O esófago carece geralmente de bolbo posterior e não são sugadores de sangue nem se alimentam de tampões, mas alimentam-se do conteúdo intestinal. Os machos não têm bursa copulatória, mas esta tem 2 espículas, enquanto as fêmeas são ovíparas e muito prolíficas. A cauda da fêmea é romba, mas a do macho é frequentemente enrolada. O seu ciclo de vida é geralmente direto, mas pode envolver hospedeiros paraténicos ou de transporte. A infeção ocorre através de um ovo pegajoso de casca espessa que contém um hospedeiro L3, pré-natal, lactogénico ou paraténico. Os ovos são altamente resistentes.

A. suum até 40 cm, *T. canis*, *T.cati* e *T. leonina* até 10 cm, *T. vitulorum* até 30 cm, *P. equorum* até 50 cm, Ascaridia até 12 cm e *H. gallinurum* até 1,5 cm de comprimento. *T. cati* tem asas cervicais em forma de ponta de flecha (asas cervicais estreitas anteriormente e largas posteriormente) porque as suas margens posteriores estão em ângulo reto com o corpo, enquanto que em *T. leonina* são lanceoladas e afunilam gradualmente. Por esta razão, *o T. cat* é chamado de verme flecha ou verme com cabeça de flecha. Os machos *de T. canis* e *T. cati* têm um processo semelhante a um dedo na ponta da cauda, ao contrário de *T. leonina*.

Os ovos de *T. leonine* e *H. galinarum* são ligeiramente ovóides com casca lisa e espessa, ao contrário de *T. canis e T. cati*. Os ovos de *A. galli* são nitidamente ovais com casca lisa e espessa e não se distinguem facilmente dos ovos ovóides e lisos de *H. galinarumi* que transmitem *Histomonas meleagridis*, o agente etiológico do ponto negro nos perus. A "mancha de leite (mancha branca)" é uma mancha turva esbranquiçada de até 1 cm de diâmetro e representa a reparação fibrosa de reacções inflamatórias nos fígados sensibilizados do porco causadas pela L_3 migratória. A larva migrans visceral é causada pela invasão das larvas de *T. canis* principalmente no fígado, causando hepatomegalia e eosinfilia, mas por vezes entra na circulação geral, chegando a órgãos como o olho, onde se forma um granuloma à volta das larvas.

Quadro 3: Parasitas da superfamília Ascaridoidea com importância veterinária.

Não	Família	Género	Espécies	Anfitrião definitivo	Hospedeiro paraténico
1	Ascardiodea	Ascaris	A. suum	Porco	Minhoca, besouro do estrume

2	"	"	A. lumbricoides	Homem	
3	"	Parascaris	P. equorum	Equinos	
4	"	Toxocara	T. (Neoascaris) vitulorum	Bovino Búfalo	
5	"	"	T. canis	Cão, gato, lobos, coiotes, chacais	Roedores, aves
6	"	"	T. cati	Gato, leão, leopardo	Roedores, etc
7	"	Ascaridia	A. galli	Aves domésticas e selvagens	Minhoca
8	"	"	A. dissiimilis	Turquia	Minhoca
9	"	"	A. columbae	Pombos	Minhoca
10	"	Hetetrakis 4	H. gallinarum	Aves domésticas e selvagens	Minhoca
11	"	Toxascaris	T. leonina	Cão e gato	Ratos

O ciclo de vida dos Ascaridoidea pode ser de um dos três tipos seguintes:

1. Tipo ascaróide

Após a eclosão no intestino delgado, sofrem a passagem hepatopulmonar. Nos pulmões, as L3 migram dos vasos sanguíneos para as vias respiratórias. Depois vão para os brônquios, traqueia, faringe e chegam ao lúmen do intestino delgado para se tornarem adultos. Exemplos de géneros são Ascaris e Parascaris.

2. Tipo Toxocaroide

Depois de atingir o pulmão, há migração somática e paragem do desenvolvimento da L3. As larvas permanecem no sistema circulatório. Em seguida, deslocam-se para uma vasta gama de tecidos do hospedeiro, incluindo os músculos esqueléticos, os tecidos conjuntivos, o cérebro, o fígado, o coração, etc., para se tornarem larvas hipobióticas. A migração somática L3 permite a infeção pré-natal (intra-uterina apenas no *T. canis*) e lactogénica de animais recém-nascidos. Um exemplo é o género Toxocara. Após a infeção lactogénica de vitelos, cachorros e gatinhos, não há migração somática. A infeção de vitelos com mais de 6 meses e de cachorros e gatinhos com mais de 3 meses causa apenas migração somática sem patência dos vermes. *O T canis* tem o ciclo de vida mais complexo, com 4 modos de infeção: ovo contendo L3, infeção pré-natal (transuterina), L3 no leite (colostral) e hospedeiros paraténicos.

3. Tipo Ascaridioide

Fase histotrópica transitória na mucosa intestinal ($L3 \div L4$). Em seguida, a larva reentra

no lúmen para se desenvolver até à fase adulta ($L_4 \div L_{(5)}$). Os exemplos são Ascaridia, Toxascaris e Heterakis. São designados por ascaridóides não migradores.

Patogénese geral do Ascaridiod: As larvas migratórias causam destruição de tecidos e hemorragias no fígado. Nos pulmões, lesões pneumónicas, petéquias, bronquite devido a numerosas hemorragias nos alvéolos e brônquios. Pode observar-se enterite catarral ou iterícia obstrutiva.

Sinais clínicos gerais: Roubo de alimentos, toxicidade e enterite catarral, obstrução parcial ou total do intestino ou do lúmen biliar. Pode observar-se perda de peso, tosse, falta de apetite, indisposição e fraco crescimento. Existe imunossupressão, devido a uma conversão alimentar deficiente e a um ganho de peso lento. Há cólicas, fezes mal cheirosas e dores abdominais. O doente apresenta diarreia alternada com obstipação e pelagem baça. Aumento acentuado do abdómen (barriga de pote) e vómitos que incluem vermes no vómito (devido ao seu comportamento errante) ou nas fezes. A pneumonia enzoótica por vírus pode ocorrer em suínos.

Epidemiologia geral: Os ovos altamente resistentes com casca de natureza pegajosa são a principal fonte de infeção. *A. suum* causa pneumonia intersticial atípica fatal em bovinos. Ex. estrume de porco. *O A. suum* também pode causar pneumonia clínica e mancha de leite em borregos. Fêmeas altamente prolíficas. As larvas somáticas de *T. canis* são insusceptíveis à maioria dos anti-helmínticos. Hospedeiros paraténicos. A infeção de gatos por *T. cati* deve-se a um elevado instinto de caça. Infeção de vitelos através do leite por *Neoascaris vitulorum*. Os cavalos maduros podem albergar alguns adultos que contaminam o ambiente. *Heterakis gallinarum* é muito importante como vetor de Histomonas.

Diagnóstico geral: Os sinais clínicos caracterizam-se por uma cor castanha amarelada com casca espessa e mamilada. Os ovos densos flutuam mais facilmente em ZnSO4 ou MgSO4 saturados do que em NaCl.

Tratamento: Vasta gama de medicamentos como piperazina, levamisole, benzimidazóis.

A. Género Ascaris

Anfitrião: Porco.

Local: Intestino delgado.

Espécies: A. scaris suum Porco

A.   lumbricoides homem

Distribuição: Mundial.

Identificação: O Ascaris suum é, de longe, o maior nemátodo do porco: as fêmeas chegam a medir 40,0 cm de comprimento e só podem ser confundidas com o *Marcantorhynicus* quando este ocorre. O ovo é ovoide e amarelado, com uma casca espessa, cuja camada externa é irregularmente mamilada (fig. 31).

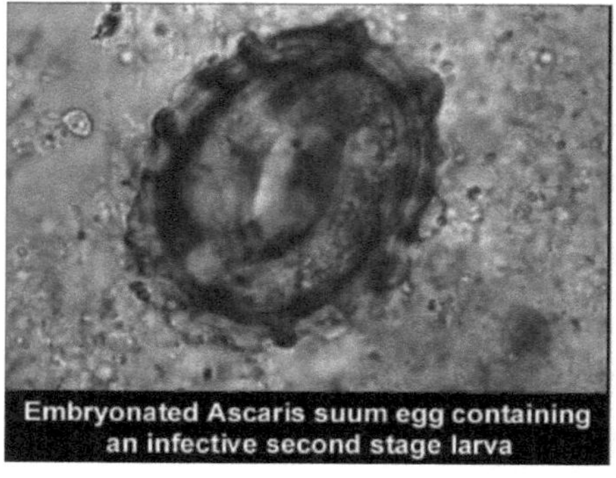

Fig 31: Ovo embrionado de Ascaris suum

Ciclo de vida: o ciclo de vida é direto (fig. 32). Embora a única muda pré-parasitária ocorra cerca de três semanas após a passagem do ovo, é necessário um período de maturação e o ovo não é infecioso até um mínimo de quatro semanas após a sua passagem, mesmo na gama de temperaturas óptimas de 22-26°C. O ovo é muito resistente a temperaturas extremas e é viável durante mais de quatro anos.

Após a infeção, o ovo eclode no intestino delgado e a L2 desloca-se para o fígado, onde ocorre a primeira muda parasitária. A L3 passa então na corrente sanguínea para os pulmões e daí para o intestino delgado através da traqueia. No intestino, ocorrem as duas últimas mudas parasitárias. Se os ovos forem ingeridos por uma minhoca ou por um escaravelho, eclodirão e as L2 viajarão para os tecidos destes hospedeiros paraténicos, onde podem permanecer, totalmente infecciosos para os suínos, durante um longo período. O período pré-patente situa-se entre 6 e 8 semanas e cada fêmea é capaz de produzir mais de 200 000 ovos por dia.

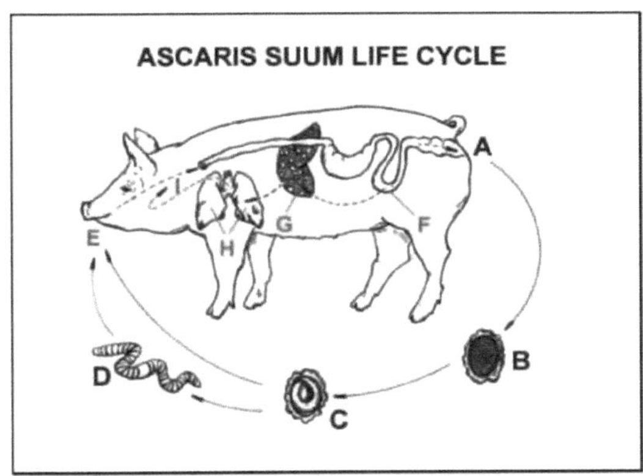

Fig. 32: Ciclo de vida do Ascaris suum

Patogénese: no fígado, as L2 e L 3 migratórias podem causar a "mancha de leite", que se apresenta como manchas esbranquiçadas turvas com um diâmetro de até 1,0 cm e representa a reparação fibrosa de reacções inflamatórias; a passagem de larvas nos fígados de suínos previamente sensibilizados. Os vermes adultos no intestino causam poucos danos aparentes à mucosa, mas ocasionalmente, se estiverem presentes em grande número, pode haver obstrução. E, raramente, um verme pode migrar para o ducto biliar, causando iterícia obstrutiva e condenação da carcaça.

Sinais clínicos: o principal efeito dos vermes adultos é causar perda de produção em termos de diminuição do ganho de peso. Caso contrário, os sinais clínicos estão ausentes, exceto em casos ocasionais de obstrução intestinal ou biliar. Em leitões com menos de quatro meses de idade, a atividade das larvas durante a fase pulmonar da migração pode causar uma pneumonia clinicamente evidente, que é geralmente transitória e se resolve rapidamente.

Diagnóstico: o diagnóstico baseia-se nos sinais clínicos e, nas infecções com vermes adultos, na presença nas fezes de ovos ovóides castanho-amarelados com casca mamilada espessa. Sendo densos, os ovos flutuam mais facilmente em soluções saturadas de sulfato de zinco ou sulfato de magnésio do que na solução saturada de cloreto de sódio que é utilizada na maioria das técnicas de exame fecal.

Tratamento: os benzimidazóis são administrados na alimentação. Em casos de suspeita de pneumonia por Ascaris, pode ser mais conveniente injetar levamisole e ivermectina.

B.   Género Parascaris

A infeção por parascaris equorum é comum em todo o mundo e é uma das principais causas de indisciplina em potros jovens.

Anfitriões: Cavalos e burros.

Local: Intestino delgado.

Espécie: Parascaris equorum.

Distribuição: Mundial.

Morfologia macroscópica: é um nemátodo esbranquiçado muito grande, com até 40 cm de comprimento (fig. 33).

Não pode ser confundido com qualquer outro parasita intestinal dos equídeos.

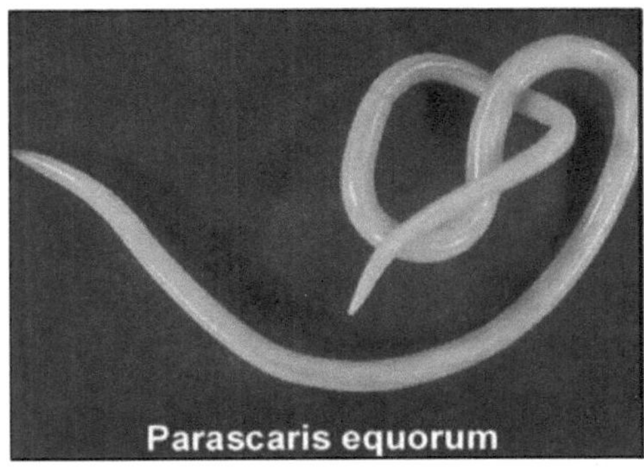

Fig 33: Parascaris equorum (adulto)

Morfologia microscópica: os parasitas adultos têm uma abertura bucal simples rodeada por três grandes lábios e, no macho, a cauda tem pequenas asas caudais. O ovo de P. equorum é quase esférico, acastanhado e de casca grossa, com uma camada externa sem caroço (fig. 34).

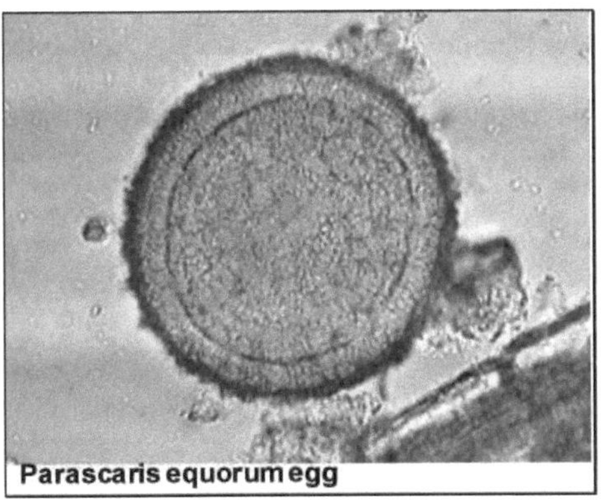

Fig. 34: Ovo de Parascaris equorum

Ciclo de vida: o seu ciclo de vida é direto (fig. 35). Após a ingestão e a eclosão, as larvas penetram na parede intestinal e, em 48 horas, atingem o fígado. Em duas semanas, chegam aos pulmões, onde migram pelos brônquios e pela traqueia, são engolidas e regressam ao intestino delgado. O período pré-patente mínimo do *P. equorum* é de 10 semanas e não existem provas de infeção pré-natal.

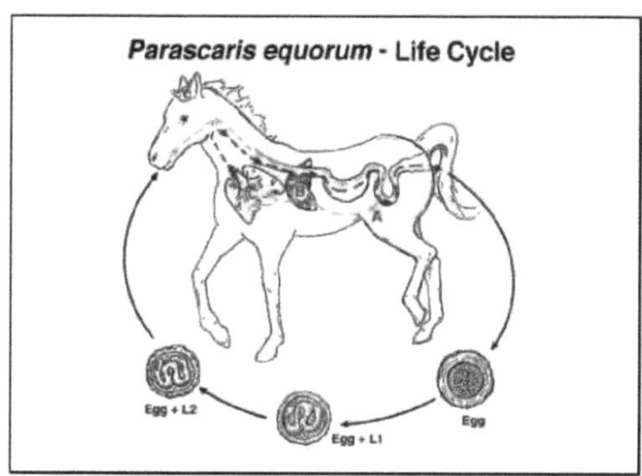

Fig. 35: Ciclo de vida do Parascaris equorum

Sinais clínicos: durante a fase migratória das infecções experimentais, até quatro semanas após a infeção, os principais sinais são tosse frequente acompanhada, em alguns casos, por um corrimento nasal acinzentado, embora os potros permaneçam brilhantes e alerta. As infecções intestinais ligeiras são bem toleradas, mas as infecções moderadas a graves causam indisponibilidade nos animais jovens, com baixas taxas de crescimento, pelagem baça e lassidão. Uma grande variedade de outros sinais clínicos, incluindo febre, perturbações nervosas e cólicas, tem sido atribuída a casos de parascariose no terreno, mas estes não foram observados em estudos experimentais.

Diagnóstico: depende dos sinais clínicos e da presença de ovos esféricos de casca grossa no exame fecal. Se se suspeitar de uma doença devida a uma infeção pré-patente, tendo o exame fecal sido negativo, o diagnóstico pode ser confirmado pela administração de um anti-helmíntico quando se observar um grande número de vermes imaturos nas fezes.

Controlo: a profilaxia anti-helmíntica para os estrôngilos do cavalo controlará eficazmente a infeção por *P. equorum*. Uma vez que a transmissão se efectua, em grande medida, de potro para potro, é conveniente evitar utilizar os mesmos cercados para éguas em aleitamento e respectivos potros em anos sucessivos.

C. Género Toxocara

a. Toxocara canis

Para além da sua importância veterinária, esta espécie é responsável pela forma mais reconhecida de larva migrans visceral no homem.

Anfitrião: Cão.

Local: Intestino delgado.

Distribuição: Mundialmente

Identificação: *O Toxocara canis* é um verme branco de grandes dimensões, com até 10,0 cm de comprimento, e no cão só pode ser confundido com o *Toxascaris leonina*. A diferenciação entre estas duas espécies é difícil, uma vez que a única caraterística útil, visível com uma lente de mão, é a presença de um pequeno processo semelhante a um dedo na cauda do *T. canis* macho. O ovo é castanho-escuro e sub globular, com uma casca espessa e com buracos (fig. 36).

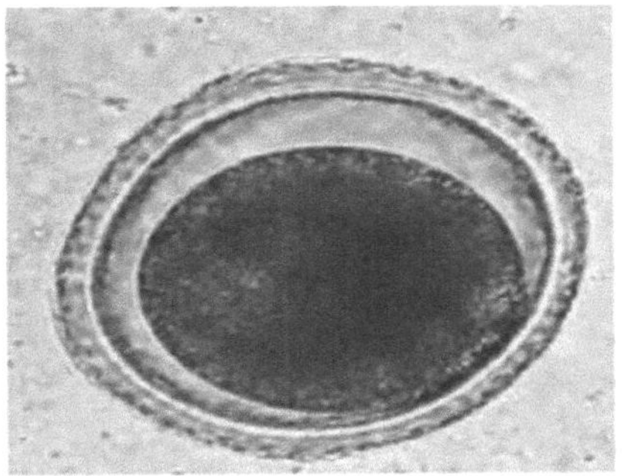

Fig. 36: Ovos únicos de Toxocara canis

Ciclo de vida: esta espécie tem o ciclo de vida mais complexo da superfamília, com quatro modos possíveis de infeção.

1. Ingestão de ovos contendo L2 provenientes de alimentos contaminados.

2. Na cadela grávida, há uma infeção pré-natal. As larvas mobilizam-se cerca de três semanas antes do parto e migram para o pulmão do feto, onde mudam para L3 imediatamente antes do nascimento.

3. Ingestão do L3 no leite durante as primeiras três semanas de lactação, não há migração neste caso.

4. Ingestão de hospedeiros paraténicos que contêm L2 nos seus tecidos.

Patogénese: em infecções graves, a fase pulmonar da migração das larvas está associada a pneumonia, por vezes acompanhada de edema pulmonar; os vermes adultos causam enterite mucoide. Pode haver oclusão parcial ou total do intestino e, em casos raros, perfuração com peritonite ou, em alguns casos, bloqueio do ducto biliar.

Sinais clínicos: os adultos no intestino podem causar barriga de pote, com incapacidade de crescimento e diarreia ocasional. Por vezes, os vermes inteiros são vomitados ou eliminados nas fezes. Os sinais em infecções graves durante a migração das larvas resultam de danos pulmonares e incluem tosse, aumento da frequência respiratória e um corrimento nasal espumoso. A maioria das mortes causadas pela infeção por *T. canis* ocorre durante a fase pulmonar e os cachorros que foram fortemente infectados por via transplacentária podem morrer poucos dias após o nascimento.

Epidemiologia: a distribuição generalizada e a elevada intensidade da infeção por T. *canis* dependem essencialmente de três factores. Em primeiro lugar, as fêmeas são extremamente fecundas, sendo um verme capaz de contribuir com cerca de 700 ovos por cada grama de fezes por dia, e não são raras as contagens de ovos de 15000 epg nas crias. Em segundo lugar, os ovos são muito resistentes aos extremos climáticos e podem sobreviver durante anos no solo. Em terceiro lugar, existe um reservatório constante de infeção nos tecidos somáticos da cadela, e as larvas nestes locais são insusceptíveis à maioria dos anti-helmínticos.

Diagnóstico: só é possível um diagnóstico provisório durante a fase pulmonar de infecções graves, quando as larvas estão a migrar, e baseia-se no aparecimento simultâneo de sinais pneumónicos numa ninhada, muitas vezes duas semanas após o nascimento. Os ovos nas fezes, subglobulares e castanhos com cascas grossas e sem caroço, são de diagnóstico da espécie. A produção de ovos dos vermes é tão elevada que não é necessário utilizar métodos de flutuação, sendo facilmente detectados em esfregaços fecais simples aos quais foi adicionada uma gota de água.

Tratamento e controlo: os vermes adultos são facilmente eliminados por tratamento anti-helmíntico. O medicamento mais popular utilizado tem sido a piperazina, embora esta esteja a ser substituída pelos benzimidazóis, fenbendazol e mebendazol e nitroscanato. Um regime simples e frequentemente recomendado para o controlo da toxocarose em cães jovens é o seguinte. Todos os cachorros deveriam receber uma dose às 2 semanas de idade e, novamente, 2-3 semanas mais tarde, para eliminar a infeção adquirida no período pré-natal. Recomenda-se também que a cadela seja tratada ao mesmo tempo que os cachorros. Deve ser administrada uma nova dose aos cachorros aos dois meses de idade, para eliminar qualquer infeção adquirida através do leite da mãe ou de qualquer aumento da produção de ovos fecais pela mãe nas semanas que se seguem ao parto.

b.   Toxocara (syn Neoascaris) vitulorum

Hospedeiros: Gado bovino e búfalos.

Local: Intestino delgado.

Distribuição: Principalmente em regiões tropicais e quentes.

Identificação: *O T. viturlorum* é o maior parasita intestinal dos bovinos, tendo as fêmeas até 30,0 cm de comprimento. É um verme espesso, rosado quando fresco, e a cutícula é bastante transparente, de modo que os órgãos internos podem ser vistos. O ovo é subglobular, com uma casca grossa e sem caroços (fig. 37).

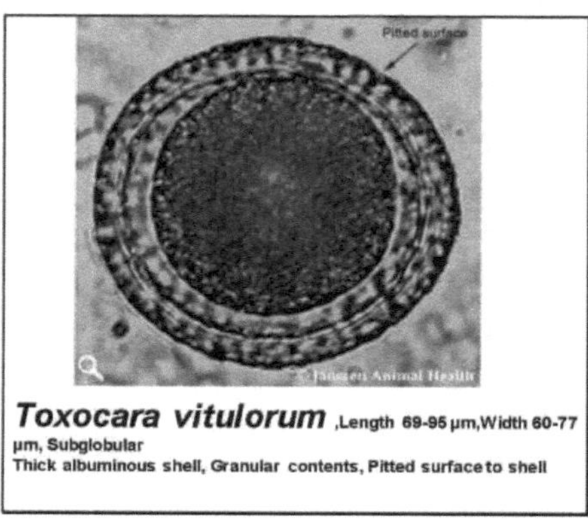

Fig. 37: Óvulo único de Toxocara vitulorum

Ciclo de vida: A fonte mais importante de infeção é o leite da mãe, no qual as larvas estão presentes até 30 dias após o parto. Não há migração de tecidos no vitelo após a infeção e o período pré-patente é de 3 a 4 semanas. Nas fêmeas, o recomeço do desenvolvimento no final da gravidez permite uma maior transmissão transmamária.

Patogénese e sinais clínicos: os principais efeitos desta infeção parecem ser causados pelos vermes adultos nos intestinos dos vitelos até aos seis meses de idade. As infecções graves estão associadas a um fraco desenvolvimento e a diarreia intermitente e, em especial nos vitelos búfalos, podem ocorrer mortes.

Epidemiologia: A caraterística mais importante é o reservatório de larvas nos tecidos da vaca, com a subsequente transmissão através do leite, assegurando que os vitelos são expostos à infeção desde o primeiro dia de vida.

Diagnóstico: os ovos subglobulares, com cascas grossas e sem caroço, são caraterísticos das fezes dos bovinos.

Tratamento: os vermes adultos são susceptíveis a uma vasta gama de anti-helmínticos, incluindo a piperazina, o levamisole e os benzimidazóis. Todos estes medicamentos são também eficazes contra as fases em desenvolvimento no intestino.

Controlo: a prevalência da infeção pode ser drasticamente reduzida através do tratamento dos vitelos às três e seis semanas de idade, evitando que os vermes em desenvolvimento atinjam a patência.

D. Género Ascaridia

Trata-se de um ascaridóide não migratório, e o seu aspeto e biologia são típicos da Superfamília.

Hospedeiros: aves domésticas e selvagens.

Local: intestino delgado.

Espécies: *Ascaridia galli.* Duas outras espécies são *A. dissimilis* em macacos e *A. columbae* em pombos.

Distribuição: mundial.

Os vermes são robustos e densamente brancos, medindo as fêmeas até 12,0 cm de comprimento. *O Ascaridia* é, de longe, o maior nemátodo das aves de capoeira.

Identificação: O ovo é nitidamente oval, com casca lisa, e não pode ser facilmente distinguido do de outro ascarídeo comum das aves domésticas, *Heterakis*.

Ciclo de vida: o ovo torna-se infecioso a temperaturas óptimas num período mínimo de três semanas e a fase parasitária não é migratória. O ovo é por vezes ingerido por minhocas, que podem atuar como hospedeiros de transporte. O período pré-patente varia entre 5-6 semanas em pintos e oito semanas ou mais em aves adultas. Os vermes vivem durante cerca de um ano.

Patogénese e sinais clínicos: a ascaridíase não é um verme altamente patogénico, e quaisquer efeitos são observados em aves jovens, parecendo os adultos relativamente pouco afectados. O principal efeito é observado durante a fase pré-patente, quando as larvas se encontram na mucosa. Aí causam enterite que é geralmente catarral, mas que em infecções muito graves pode ser hemorrágica. Em infecções moderadas, os vermes adultos são tolerados sem sinais clínicos, mas quando estão presentes em número considerável, o grande tamanho destes vermes pode causar oclusão intestinal e morte.

Diagnóstico: nas infecções com vermes adultos, os ovos são encontrados nas fezes, mas como é difícil distingui-los dos ovos *de Heterakis*, a confirmação deve ser feita através de um exame post-mortem de uma vítima, quando os grandes vermes brancos são encontrados. No período pré-patente, as larvas podem ser encontradas no conteúdo intestinal e em raspagens da mucosa.

Tratamento e controlo: o tratamento com sais de piperazina levamisole ou um benzimidazol, como o flubendazol, pode ser administrado na água de beber ou na alimentação.

E. Género Heterakis

Este género é excecional pelo seu pequeno tamanho e pela sua localização no intestino grosso, em contraste com *Ascaridia* que é grande e habita o intestino delgado.

Hospedeiros: Aves domésticas e selvagens.

Local: Caeca.

Espécie: *Heterakis gallinarum.* Outra espécie, *H. isolonche,* ocorre em aves de caça, nomeadamente faisões.

Distribuição: mundial.

Identificação: Verme esbranquiçado com cerca de 1,5 cm de comprimento e cauda alongada e pontiaguda. O exame macroscópico indica o género. A diferenciação das espécies baseia-se no exame das espículas, que são desiguais em comprimento no caso de *H. gallinarum* e iguais no caso de *H. isolonche*. O ovo é ovoide e de casca lisa, e é difícil de distinguir do de *Ascaridia*.

Ciclo de vida: o ovo é infecioso no solo em cerca de duas semanas a temperaturas óptimas. As minhocas podem ser hospedeiros de transporte, passando os ovos simplesmente através do intestino, ou hospedeiros paraténicos, nos quais os ovos eclodem e o L2 viaja para os tecidos para aguardar a ingestão pela ave. No *H.gallinarum*, as três mudas ocorrem no lúmen, enquanto na infeção *pelo H. isolonche* as larvas eclodidas entram na mucosa cecal e desenvolvem-se até à maturidade em nódulos. Cada nódulo tem uma abertura para o intestino através da qual os ovos atingem o lúmen intestinal. O período pré-palente do género é de cerca de quatro semanas.

Patogénese e sinais clínicos: *O H. gallinarum* é o parasita nemátodo mais comum das aves de capoeira e é geralmente considerado como não sendo patogénico. A sua principal importância patogénica é como vetor do protozoário *Histomonas meleagridis,* o agente causal da "cabeça negra" nos perus. O organismo pode ser transmitido de galinha para galinha no ovo de *Heterakis* e em minhocas que contêm larvas eclodidas do verme.

Diagnóstico: A infeção por *H. gallinarum* normalmente só é diagnosticada acidentalmente através da descoberta de ovos nas fezes ou da presença de vermes na necropsia. A infeção por *H. isolonche* é diagnosticada na necropsia através da deteção de nódulos cecais contendo vermes adultos e, se necessário, confirmada microscopicamente através do exame das espículas.

Tratamento: Tal como a Ascaridia, a Heterakis é suscetível ao levamisole, à piperazina e ao benzimidazol.

V. Superfamília Oxyuroidea

São vulgarmente designados por oxiúros. Habitam o intestino grosso e têm um ciclo de vida direto.

Género Oxyuris

Hospedeiros _ cavalos e burros

Local _ ceco, cólon e reto

Espécie _ *O. equi*

Morfologia grosseira: são espessas anteriormente, estreitando-se abruptamente para uma cauda fina. As fêmeas podem atingir 10 cm de comprimento e têm caudas pontiagudas que são mais de 3 vezes mais longas do que o resto do corpo, enquanto os machos adultos têm menos de 1 cm.

Morfologia Microscópica: Bolbo esofágico duplo. Os machos minúsculos têm asas caudais e uma única espícula em forma de pino. As fêmeas são maiores do que os machos e a sua vulva está situada perto da extremidade anterior. Os ovos são ovóides, amarelos e assimétricos, ligeiramente achatados de um lado, com um tampão mucoide (opérculo) na extremidade (fig. 38).

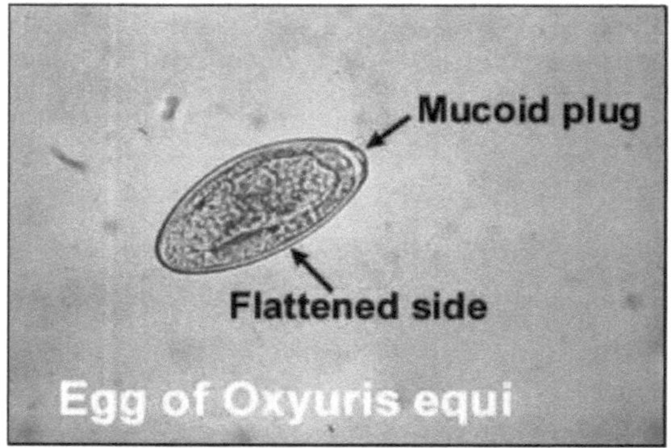

Fig. 38: Óvulos de Oxyuris equi com o seu tampão mucoide

Ciclo de vida: o seu ciclo de vida é direto (fig. 39).

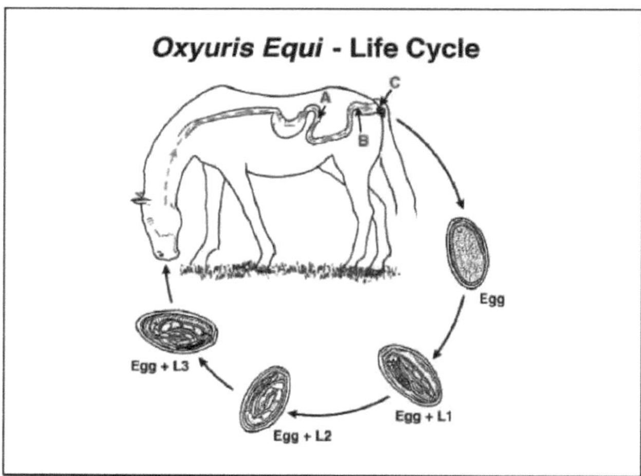

Fig. 39: Ciclo de vida de Oxyuris equi

Patogénese: É devido ao hábito alimentar dos L4 que se alimentam da mucosa, causando erosões da mucosa e provocando uma resposta inflamatória devido à sua grande cápsula bucal. As fêmeas adultas durante o processo de postura dos ovos causam prurido anal intenso (irritação).

Sinais clínicos: Esfregar-se contra qualquer objeto adequado provoca a quebra do pelo, manchas nuas e inflamação da pele sobre a garupa e a cauda.

Epidemiologia: A fricção dispersa o ovo no ambiente.

Diagnóstico: Os ovos raramente são encontrados no exame fecal de uma amostra retirada do reto, pelo que é melhor obtê-los da zona perineal através de um método chamado fita adesiva (método scotch, método da zaragatoa anal ou método de raspagem anal).

Tratamento: é feito através de anti-helmínticos, incluindo benzimidazóis e Ivermectina.

VI. Superfamília Spiruroidea

Os machos têm uma cauda apertada e enrolada em espiral e o seu ciclo de vida é indireto.

Género Spirocerca

Hospedeiros _ cães, raramente gatos

Intermediário _ besouros coprófagos

Hospedeiros paraténicos _ répteis, insectívoros, roedores, aves que ingerem escaravelhos infectados

Local _ As larvas migratórias produzem lesões caraterísticas na parede da aorta, enquanto os adultos são encontrados em lesões granulomatosas na parede do esófago e do estômago.

Espécie _ *S. lupi*

Patogénese e sinais clínicos: As larvas migratórias produzem cicatrizes na parede interna da aorta que, se forem particularmente graves, podem causar estenose ou mesmo rutura. Os granulomas esofágicos, com até 4 cm de tamanho, associados aos vermes adultos podem ser responsáveis por uma variedade de sinais clínicos, incluindo disfagia e vómitos decorrentes da obstrução e da inflamação.

No entanto, apesar da potencial patogenicidade deste parasita, muitos cães infectados não apresentam sinais clínicos, mesmo quando estão presentes lesões aórticas extensas e granulomas esofágicos grandes, frequentemente purulentos

Epidemiologia: Em áreas endémicas, a incidência da infeção em cães é frequentemente muito elevada, aproximando-se por vezes dos 100%. Provavelmente, isto está associado às muitas oportunidades de adquirir infecções a partir da variedade de hospedeiros paraténicos.

Diagnóstico: Os ovos podem ser encontrados nas fezes ou no vómito se existirem fístulas no granuloma esofágico; caso contrário, o diagnóstico pode depender da endoscopia ou da radiografia.

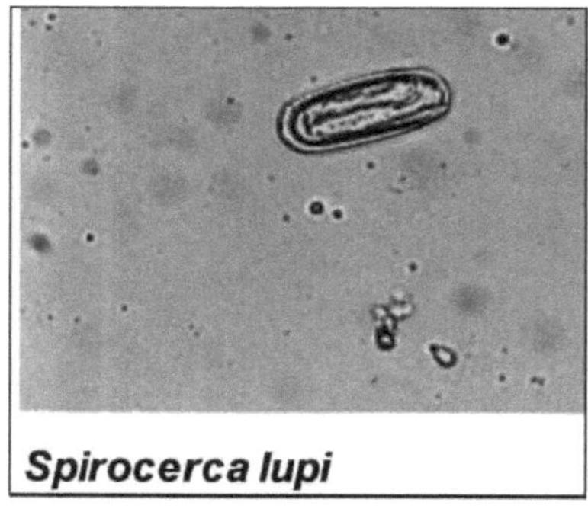

Fig. 40: Ovo único de Spirocera lupi

Tratamento: O tratamento raramente é prático, mas o levamisole, o disofenol e o albendazol foram considerados úteis. O disofenol é administrado por via subcutânea a 7 mg/kg de peso corporal e é repetido após sete dias.

Controlo: É difícil devido à ubiquidade dos hospedeiros intermediários e paraténicos. Os cães não deveriam ser alimentados com vísceras não cozinhadas de aves selvagens ou de aves domésticas criadas ao ar livre.

Género Thelazia

Hospedeiros _ gado, outros animais domésticos, raramente o homem

Hospedeiros intermediários _ moscas muscóides como Musca, Fannia e Morellia

Local _ saco conjuntival e ducto lacrimal

Espécie _a. *Th.* --->Principalmente equídeos

b. *Th. rhodesi, Th. gulosa & Th.* ---------------->Bovinos, búfalos, cabras

c. *Th. californiensis* -------------------------------------->cão, gato, raramente ovelha

Morfologia macroscópica: vermes brancos, pequenos e finos, com até 2 cm de comprimento.

Morfologia Microscópica: A cápsula bucal está presente e a cutícula apresenta estrias tranaversas proeminentes na extremidade anterior. Os machos têm espículas desiguais (esquerda mais comprida) e nas fêmeas a vulva encontra-se perto da extremidade posterior. Existem 14 pares de papilas pré-clocais e 3 pares de papilas pós-clocais.

Ciclo de vida: os vermes são vivíparos. A L1 passada pelo verme fêmea para a secreção lacrimal é ingerida pela mosca hospedeira intermediária enquanto esta se alimenta. O desenvolvimento de L1 a L3 ocorre nos folículos ováricos da mosca em 15-30 dias durante os meses de verão. As L3 migram para as peças bucais da mosca e são transferidas para o hospedeiro final quando a mosca se alimenta. O desenvolvimento no olho ocorre sem migração adicional e o período pré-patente é de 3 a 11 semanas, dependendo da espécie.

Patogénese: as lesões são causadas pela cutícula serrilhada do verme e a maioria dos danos resulta do movimento dos jovens adultos activos, causando lacrimação, seguida de conjuntivite. Em infecções graves, a córnea pode tornar-se turva e ulcerada. Normalmente, a recuperação é completa em cerca de dois meses, embora nalguns casos possam persistir áreas de opacidade da córnea.

Sinais clínicos: Lacrimação, conjuntivite e fotofobia. As moscas estão normalmente agrupadas à volta do olho devido à secreção excessiva. Em casos graves, toda a córnea pode ficar opaca.

Epidemiologia: As infecções por *Thelazia* ocorrem sazonalmente e estão ligadas aos períodos de máxima atividade da mosca. O parasita pode sobreviver no olho durante vários anos, mas como só o jovem adulto é patogénico, pode persistir um reservatório de infeção em bovinos portadores sem sintomas. A sobrevivência das larvas também ocorre nas fases de pupa das moscas durante o inverno.

Diagnóstico: baseia-se na observação dos parasitas no saco conjuntival. Pode ser necessário instilar algumas gotas de anestésico local para facilitar a manipulação da terceira pálpebra.

Tratamento e controlo: o tratamento baseava-se, em tempos, na remoção manual dos vermes sob anestesia local, mas este método é agora substituído pela administração de um anti-helmíntico eficaz, como o levamisole ou a avermectina; o primeiro medicamento pode ser aplicado topicamente sob a forma de uma solução aquosa a 1%. A prevenção é difícil devido à natureza ubíqua do vetor da mosca.

Género Habronema

Os membros deste género e do género estreitamente relacionado Draschia são parasitas do estômago do cavalo: *Habronema* pode causar gastrite catarral, mas não é considerado um agente patogénico importante. *O género Draschia* provoca a formação de grandes nódulos fibrosos que são ocasionalmente significativos. A principal importância destes parasitas é como causa de habronemose cutânea ou ferida de verão nos países quentes.

Hospedeiros: cavalos e burros

Hospedeiro intermediário: Moscas muscóides

Local: estômago

Espécies: Habronema musca

H. microstoma (syn. *H.majus)*

Identificação: vermes brancos e delgados com 1,0-2,5 cm de comprimento. No macho, a cauda tem uma torção em espiral. É pouco provável que seja confundido com outros nemátodos do estômago, uma vez que a Draschia tem uma lesão granulomatosa e o T.axei tem menos de um centímetro de comprimento. Os ovos alongados são de casca fina e larvados aquando da postura.

Ciclo de vida: Os ovos, ou L1, são eliminados nas fezes e os L1 são ingeridos pelas fases larvares de várias moscas muscóides, incluindo *Musca, Stomoxys* e *Haematobia*, que estão frequentemente presentes nas fezes. O desenvolvimento até à fase L3 ocorre em sincronia com o desenvolvimento até à maturidade do hospedeiro intermediário da mosca. Quando a mosca se alimenta à volta da boca do cavalo, as larvas passam das suas peças bucais para a pele e são engolidas. Em alternativa, as moscas infectadas podem ser engolidas inteiras. O desenvolvimento até à fase adulta tem lugar na área glandular do estômago em aproximadamente dois meses. Quando as larvas *de Habronerna* são depositadas numa ferida cutânea ou à volta dos olhos, invadem os tecidos. Mas não completam o seu desenvolvimento.

Patogénese: os adultos no estômago podem causar uma gastrite catarral ligeira com produção excessiva de muco. Mais importantes são as lesões granulomatosas da habronemose cutânea, vulgarmente conhecidas como "feridas de verão", e a conjuntivite persistente com espessamento nodular e ulceração das pálpebras associada à invasão dos olhos pelo . As larvas também foram encontradas associadas a pequenos abcessos pulmonares.

Sinais clínicos: estes estão normalmente ausentes na habronemose gástrica. As lesões da habronemose cutânea são mais comuns em áreas do corpo sujeitas a ferimentos e ocorrem durante a época das moscas nos países quentes. Durante as fases iniciais, há comichão intensa na ferida ou abrasão infetada, o que pode causar mais danos auto-infligidos. Posteriormente, desenvolve-se um granuloma castanho-avermelhado que não cicatriza, que se projecta acima do nível da pele circundante e pode ter até 8,0 cm de diâmetro. Mais tarde, a lesão pode tornar-se mais fibrosa e inativa, mas não cicatriza até à chegada do tempo mais frio, quando a atividade das moscas cessa. A invasão do olho produz uma conjuntivite persistente com úlceras nodulares, especialmente no canto medial.

Epidemiologia: A sazonalidade das lesões cutâneas está relacionada com a atividade dos vectores da mosca.

Diagnóstico: Baseia-se em sinais clínicos e em biópsias da pele, que podem revelar secções transversais ou longitudinais das larvas aberrantes.

Tratamento e controlo: Anti-helmíntico de largo espetro para o parasita adulto no estômago. Ivermectina para lesões cutâneas. Repelente de moscas para proteger a invasão da ferida pelas moscas. Além disso, radioterapia e criocirurgia em caso de lesão granulomatosa.

Género Gnathostoma

Tal como a maioria dos espiruroides, *o Gnathostoma* habita o trato alimentar superior, ocorrendo em nódulos na parede do estômago de omnívoros e carnívoros.

Hospedeiros: Nos animais domésticos, o porco, o gato e o cão. Ocorre de forma errática no homem como causa de larva migrans visceral

Hospedeiros intermediários: 1) Muitas espécies de crustáceos aquáticos e pequenos vertebrados, incluindo mamíferos, aves, répteis, peixes e anfíbios **Local:** estômago

Espécies: *Gnathostoma hispidium* ÷ porco

G. doloresi÷ pig

G.spinigerum ÷ gato e cão e erraticamente homem

Distribuição: Europa do Sul, África, Ásia e Austrália

Identificação: *O Gnathostoma* é um verme de corpo espesso, e as fêmeas chegam a medir 3,0 cm de comprimento. A presença dos vermes em nódulos gástricos é suficiente para o diagnóstico genérico e a confirmação é facilmente efectuada com uma lente de mão, quando se observa a extremidade anterior inchada coberta por filas de pequenos ganchos.

Sinais clínicos: Exceto no gato, no qual podem estar presentes sinais abdominais agudos, a infeção por Gnathostorna é geralmente inaparente.

VII. Superfamília Trichuroidea

Género Trichuris

É vulgarmente designado por vermes chicote devido ao seu aspeto.

Espécies e hospedeiros

i.   *T. ovis* ---------------- ÷ovinos e caprinos

ii.   *T. globulosa* ---------- ÷ gado

iii.   *T. suis* -------------- ^^Porco

iv.   *T. vulpis* --------------- ÷cão

v.   *T. trichuria* ------- ÷homem

Local _intestino grosso, especialmente ceco

Morfologia macroscópica: têm uma extremidade posterior espessa. Afunilando rapidamente para uma extremidade anterior longa e filamentosa, geralmente encontrada embutida na mucosa. A secção delgada da extremidade anterior ocupa 2/3 e ¾ do comprimento do corpo nos machos e nas fêmeas, respetivamente.

Morfologia ao microscópio: A cauda do macho é enrolada e possui uma única espícula numa bainha protuberante, enquanto a cauda da fêmea é apenas curvada. A vulva das fêmeas está situada no início da parte larga do corpo. Os ovos têm a forma de um limão com um tampão visível em ambas as extremidades. Nas fezes, os ovos são de cor amarela ou castanha (fig. 41a e 41b).

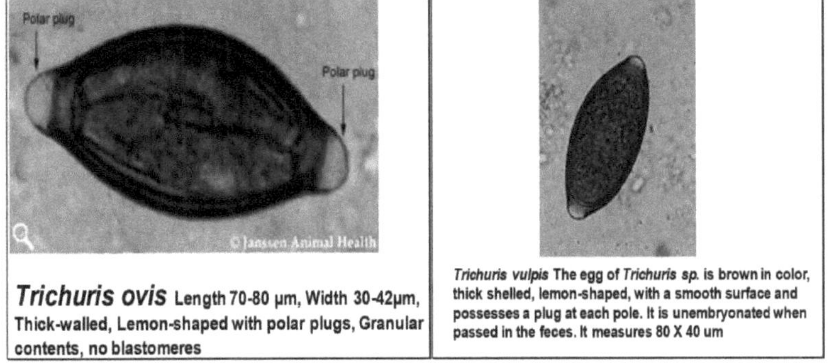

Fig. 41a: Ovo de Trichuris ovis Fig. 41b: Ovo de Trichuris vulpis

Patogénese: geralmente ligeira e assintomática. T. vulpis e outros alimentam-se de sangue **Epidemiologia:** A longevidade dos ovos pode ir até 3-4 anos.

Sinais clínicos: Deteção de ovos nas fezes. No porco, anemia, desidratação, anorexia, disenteria e perda de peso.

Tratamento: Pro & Modern benzimidazoles, avermectinas ou levamisole. Nos cães, alguns benzimidazóis e milbemicinas. Geralmente, o tratamento é menos eficaz contra as fases larvares.

Género Capillaria

Morfologia: são vermes muito finos, semelhantes a pêlos, com até 5 cm de comprimento. O esófago estreito e stichosome ocupa metade do comprimento do corpo. Os machos têm uma espícula única, longa e fina e uma estrutura bursal primitiva. Os ovos assemelham-se aos de Trichuris, mas têm forma de barril e são incolores. São importantes nas aves, cães e gatos.

Espécies: a. *C. obsignata*, *C. caudinflata*, *C. contorta* afectam galinhas, perus, ce b. *C. aerophila*, *C. plica* & *C. hepatica* infectam cães, gatos, raposas e o homem.

Género Trichinella

Tem uma gama muito ampla de hospedeiros e causa uma importante zoonose a nível mundial.

Hospedeiros _ a maioria dos mamíferos, especialmente o porco e o homem.

Sítios _ adultos _ intestino delgado

Larvas _ Músculos estriados como o diafragma, os intercostais e o mestre

Espécie _ *T. spiralis*

Morfologia macroscópica: Os vermes adultos são raramente encontrados em infecções naturais. Tem até 3 mm de comprimento

Morfologia Microscópica: O esófago tem pelo menos um terço do comprimento total. A cauda tem pequenas abas cloacais mas não tem espículas. Nas fêmeas, o útero contém larvas em desenvolvimento **Diagnóstico:** Não é relevante em animais vivos.

Na inspeção da carne, as larvas podem ser vistas a olho nu como manchas brancas acinzentadas. 1 grama de músculo de porco é espremido entre lâminas microscópicas e examinado diretamente ao microscópio para detetar a presença de larvas, num aparelho chamado triquinoscópio ou compressor.

Tratamento: os benzimidazóis podem ser utilizados para larvas nos músculos e adultos

VIII. Superfamília Filarioidea

Género Dirofilaria

Dirofilaria immitus

Hospedeiro: cão, ocasionalmente gato, raramente homem

Hospedeiro intermediário: mosquito

Local: Sistema cardiovascular; adultos no ventrículo direito, artéria pulmonar e veia cava posterior (fig. 42).

Distribuição*:* Essencialmente em zonas quentes-temperadas e tropicais em todo o mundo, incluindo o sul da Europa e o Canadá.

Morfologia macroscópica: Vermes longos e delgados com 20-30cm de comprimento. A cauda do macho tem a típica espiral solta comum aos filarioides. O tamanho e a localização são diagnósticos.

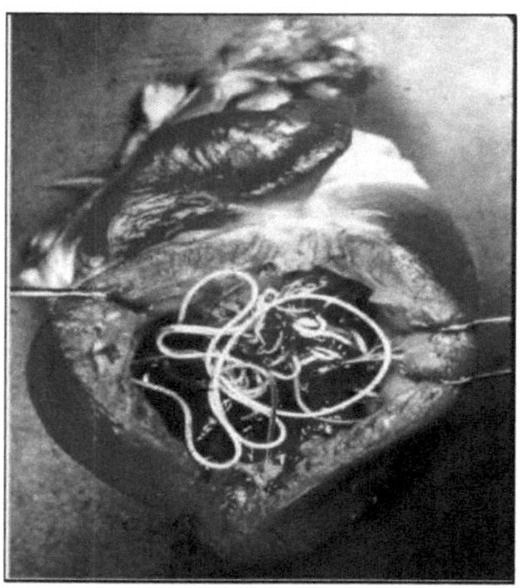

Fig 42: Dirofilaria immitis adulta no coração de um cão

Morfologia Microscópica: As microfilárias no sangue não estão revestidas e têm 307-332, um de comprimento por 6,8 micro metros de largura (fig. 43).

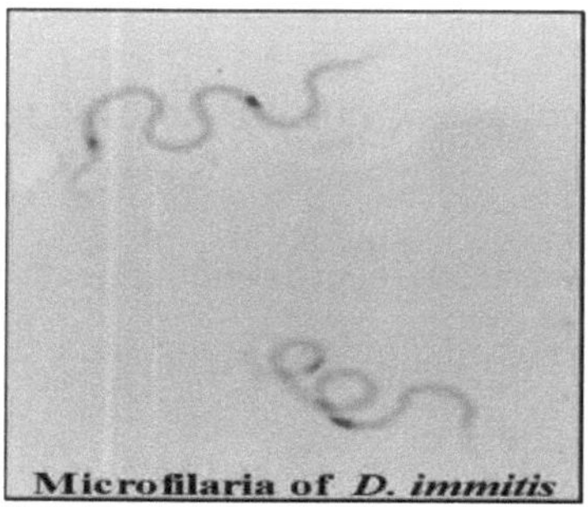

Fig 43: Microfilárias de Dirofilaria immitis

Ciclo de vida: Os adultos vivem no coração e nos vasos sanguíneos adjacentes e as fêmeas libertam microfilárias diretamente na corrente sanguínea. Estas são ingeridas pelas fêmeas dos mosquitos durante a alimentação. O desenvolvimento para L_3, no mosquito, demora cerca de duas semanas, altura em que as larvas estão presentes nas peças bucais e o hospedeiro final é infetado quando o mosquito toma uma nova refeição de sangue. No cão, as L_3 migram para os tecidos subcutâneos ou subserosos e sofrem duas mudas ao longo dos meses seguintes; só após a última muda é que as jovens D.

immituss passam para o coração através da circulação venosa . O período mínimo de pré-patência é de seis meses. Os vermes adultos sobrevivem durante vários anos, tendo sido registada patência durante mais de cinco anos.

Sinais clínicos: Os cães fortemente infectados são apáticos e há uma perda gradual de condição e intolerância ao exercício. Têm uma tosse branda crónica com hemoptise e, nas fases mais avançadas da doença, tornam-se dispneicos e podem desenvolver edema e ascite. A síndrome da veia cava aguda acima descrita caracteriza-se por hemoglobinúria, iterícia e colapso. As infecções mais leves em cães de trabalho podem ser responsáveis por um fraco desempenho durante períodos de exercício sustentado.

Diagnóstico: Baseia-se nos sinais clínicos de disfunção cardiovascular e na demonstração das microfilárias adequadas no sangue.

Tratamento: O tratamento não deve ser efectuado sem um exame físico do cão e uma avaliação da função cardíaca, pulmonar, hepática e renal. Quando estas funções são grosseiramente anormais, pode ser necessário efetuar um tratamento prévio para a insuficiência cardíaca. A recomendação habitual é que os cães infectados sejam primeiro tratados por via intravenosa com tiacetarsamida duas vezes por dia durante um período de três dias para remover os vermes adultos; não são raras as reacções tóxicas após este tratamento devido à morte dos vermes do coração e à embolia resultante; a atividade do cão deve ser restringida durante um período de 2-6 semanas. Este medicamento deve ser utilizado com extremo cuidado.

Seis semanas mais tarde, é administrado um novo tratamento com um medicamento diferente para eliminar as microfilárias que não são susceptíveis ao tratamento com tiacetarsamida. Atualmente, existem vários medicamentos disponíveis para este fim; o tradicional era a ditiazanina e este ou o levamisol, administrados por via oral durante um período de 10 a 14 dias, revelaram-se eficazes.

Género Onchocerca

Embora a oncocercose seja uma infeção filarial importante na medicina humana, a maioria das espécies em animais domésticos é relativamente inofensiva

Anfitrião: gado

Hospedeiros intermediários: Culicoides spp e Simulium spp

Local: tecidos fibrosos, geralmente ligamentos e tecido conjuntivo intermuscular, uma espécie em bovinos encontrada na aorta

Identificação: Os vermes delgados medem 2,0-6,0 cm de comprimento. E ficam firmemente enrolados em nódulos de tecido.

Ciclo de vida: o ciclo de vida da Onchocerca é tipicamente filaróide. Com a exceção de que as microfilárias ocorrem no espaço tecidular da pele, em vez de na corrente sanguínea.

Oncocercose equina: a espécie única *O.reticulata (syn Ocervicalis)* tem uma distribuição mundial e ocorre frequentemente no ligamento nucal e, menos frequentemente, no ligamento suspensor e no tendão flexor do membro inferior. O ligamento nucal na região da cernelha é o local preferencial. Após a inoculação do L3 pelo vetor Culicoides, a chegada do parasita ao local final resulta numa reação do hospedeiro sob a forma de tumefação difusa indolor que aumenta gradualmente de tamanho, tornando-se um nódulo macio palpável e depois regride para deixar um foco calcificado, permanecendo a pele sobre a área intacta. Pode ocorrer uma lesão purulenta aberta, frequentemente designada por murchidão fistulosa, mas, embora se tenha encontrado *O.reticulata* nestas lesões, não existe uma relação causal entre os vermes e a doença e pensa-se que é mais provável encontrar bactérias, incluindo *Brucela abortus*. Nos membros inferiores, a reação à presença do parasita é semelhante à do ligamento nucal, com uma tumefação suave e indolor, seguida de pequenos nódulos fibrosos.

Oncocercose bovina: as principais caraterísticas da espécie que ocorre em bovinos são resumidas a seguir.

Quadro 4: Espécies de Onchocerca com importância veterinária

Espécies	Sítio	Distribuição	vetorial

Espécie	Localização	Distribuição	Vector
O.gutturosa (syn.O.lienalis)	Ligamento nucal e a ligamento gastroesplénico	nível mundial	Simulium spp
O.gibsoni	Subcutânea e nódulos intermusculares	África, Ásia, Australásia	Culicoides spp
O.armilata	parede da aorta torácica	Médio Oriente, Índia, África	Desconhecido

É interessante que a 0. *armillata,* embora ocorra num local estrategicamente importante na aorta dos bovinos, nunca está associada a sinais clínicos; normalmente, só é descoberta no matadouro, tendo os inquéritos no Médio Oriente demonstrado uma prevalência que pode atingir os 90%.

Diagnóstico: raramente é necessário e depende da deteção de microfilárias em amostras de biopsia cutânea.

Tratamento: no passado, este consistiu na administração diária de

O tratamento com dietilcarbamazina durante um período de tempo como microfilaricida, mas parece agora que uma dose única de ivermectina é altamente eficaz a este respeito, embora as microfilárias moribundas possam provocar reacções locais nos tecidos. No caso da dermatite da linha média ventral dos equídeos, o tratamento local com piretróides sintéticos controla a mosca-dos-chifres e ajuda a resolver as lesões.

Género Parafilaria

Espécie _ *P. bovicola* --------- ÷ bovinos e búfalos

P. multipapillosa -÷ horse

Hospedeiros intermediários _ Moscas muscóides em *P. bovicola*

Haematobia em *P. multipapillosa*

Local _ tecido conjuntivo subcutâneo e intermuscular

Morfologia: Anteriormente, apresenta numerosas papilas e cristas circulares. A vulva das fêmeas está situada anteriormente, perto da boca. Põe ovos embrionados que eclodem e libertam microfilárias (L1).

Patogénese: As fêmeas grávidas perfuram a pele enquanto põem os ovos e causam exsudados hemorrágicos ou pontos hemorrágicos que se estendem e formam esteiras à volta do pelo e atraem moscas.

Sinais clínicos: As lesões hemorrágicas activas são patognomónicas

Diagnóstico: Exame dos exsudados dos pontos de hemorragia para demonstrar ovos ou L1 **Tratamento:** Ivermectina ou Nitroxinil.

IX. Superfamília Rhabditoidea

Género Strongyloides

Os membros deste género são parasitas comuns do intestino delgado em animais muito jovens, embora geralmente tenham pouco significado patogénico, em determinadas circunstâncias podem dar origem a enterites graves.

Hospedeiros: a maioria dos animais

Local: intestino delgado, ceco nas aves de capoeira

Espécies: Strongyloides westeri Cavalos e burros

5.   papillosus Ruminantes÷

6.   ransomi÷ Porcos

7.   stercoralis÷ Cães e gatos: homem

8.   avium÷ Aves de capoeira.

Distribuição: mundial.

Morfologia macroscópica: vermes delgados, semelhantes a pêlos, geralmente com menos de 1,0 cm de comprimento,

Morfologia Microscópica: apenas as fêmeas são parasitas. O esófago longo pode ocupar até um terço do comprimento do corpo e o útero está entrelaçado com o intestino, dando a aparência de um fio torcido. Os ovos de Srongyloides são ovais, de casca fina e pequenos, com metade do tamanho dos ovos típicos de Strongyle.

Ciclo de vida: os estrongilóides são únicos entre os nematódeos de importância veterinária, sendo capazes de ciclos reprodutivos parasitários e de vida livre. A fase parasitária é composta inteiramente por vermes fêmeas no intestino delgado e estas produzem ovos larvados por partenogénese, que é o desenvolvimento a partir de um ovo não fertilizado. Depois de eclodirem, as larvas podem desenvolver-se através de quatro estádios larvares até se tornarem vermes adultos de vida livre, machos e fêmeas, e isto pode ser seguido por uma sucessão de gerações de vida livre.

No entanto, em determinadas condições, possivelmente relacionadas com a temperatura e a humidade, as L3 podem tornar-se parasitas, infectando o hospedeiro por penetração cutânea ou ingestão e migrando através do sistema venoso, dos pulmões e da traqueia para se desenvolverem em vermes fêmeas adultas no intestino delgado. Os potros, cordeiros e leitões podem adquirir a infeção imediatamente após o nascimento, devido à mobilização de larvas presas nos tecidos da parede abdominal ventral da mãe, que são posteriormente excretadas no leite.

Patogénese: a penetração da pele por larvas infectantes pode causar uma reação eritematosa que, nos ovinos, pode permitir a entrada dos organismos causadores do footrot. Os parasitas maduros encontram-se no duodeno e no jejuno proximal e, se estiverem presentes em grande número, podem causar inflamação com edema e erosão do epitélio. Isto resulta numa enterite catarral com comprometimento da digestão e da absorção.

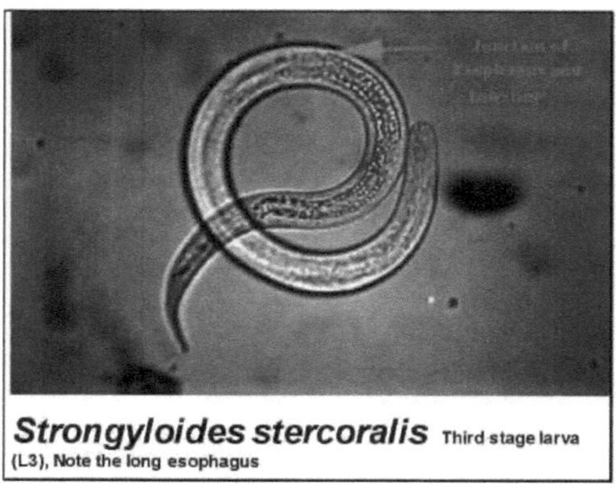

Fig. 44: Larvas de Strongyloides stercoralis

Sinais clínicos: os sinais clínicos comuns normalmente observados apenas em animais muito jovens são a diarreia, a anorexia, o embotamento, a perda de peso ou a redução da taxa de crescimento.

Diagnóstico: os sinais clínicos em animais muito jovens, normalmente nas primeiras semanas de vida, juntamente com a deteção de um grande número de ovos ou larvas caraterísticos nas fezes, são sugestivos de estrongiloidose.

Tratamento e controlo: os benzimidazóis e as avermectinas/milbemicinas podem ser utilizados para o tratamento de casos clínicos, tendo sido demonstrado que uma dose única de ivermectina 416 dias antes do parto suprime a excreção de larvas no leite das porcas.

X. Super família Dioctophymatoidea

Uma espécie de importância veterinária Dioctophyma renal

Hospedeiros: cão, raposa e marta

Hospedeiro intermediário: Anelídeo aquático, Lumbriculus varigatus

Local: Parênquima renal

Distribuição: Áreas temperadas e subárcticas. O maior nemátodo parasita de

Animais domésticos com 60 cm de comprimento e 1 cm de largura de diâmetro.

Destruição do rim com disúria e alguma hematúria. Os ovos são ovóides e castanhos com cascas sem caroço e aparecem na urina isoladamente ou em grupos ou em cadeia. Cirurgia em casos confirmados e eliminação do peixe cru da dieta.

3. FILO PLATYHELMINTHES

As caraterísticas gerais do filo Platyhelminthes são: corpo achatado dorso-ventralmente e simétrico bilateralmente, todos os órgãos estão inseridos num parênquima e não têm cavidade corporal, respiração e sistemas circulatórios. O filo tem duas classes: 1. Classe Trematoda 2. Classe Cestoda.

3.1 CLASSE TREMATODA

Também designados por Flukes e têm um corpo não segmentado em forma de folha, lanceta ou cone. Têm 2 ventosas musculares para se fixarem, ou seja, ventosas orais e ventrais. A sua superfície corporal tegumentada, ou seja, a sua cutícula, está armada com espinhos. Alimentam-se de detritos intestinais, epitélio, muco, bactérias e alguns são hematófagos. Exceto a família Schistosomatidae, todos são hermafroditas (monóicos). Tem 2 subclasses: 1. Subclasse Monogenea 2. Subclasse Digenea

1. Subclasse Monogenea (Trematódeos Monogenéticos, Flukes Monogenéticos)

Tem uma importância veterinária menos considerável e actua principalmente como ectoparasita dos peixes (brânquias, peles, barbatanas, cavidade bucal). Tem um ciclo de vida direto.

2. Subclasse Digenea (Trematódeos Digenéticos, Flukes Digenéticos)

São parasitas exclusivos de vertebrados e têm um ciclo de vida indireto, pelo que necessitam de um IH. Os adultos encontram-se principalmente nos canais biliares, no trato alimentar e no sistema vascular. Os ovos são eliminados nas fezes ou na urina. As fases larvares desenvolvem-se numa IH mullusca. Os órgãos são revestidos por um parênquima (tecido conjuntivo). O tegumento (cutícula) é uma superfície metabolicamente ativa e absorvente.

Possui 2 ventosas para fixação _ ventosa oral que circunda anteriormente a boca e ventral chamada acetábulo na superfície ventral. A fecundação cruzada é mais frequente do que a auto fecundação. Geralmente, têm um ciclo de vida único devido ao fenómeno da pedogénese, em que muitos novos indivíduos são produzidos a partir de uma única forma larvar no IH mullusco. No ciclo de vida dos nemátodes, um ovo só pode desenvolver-se num adulto, mas um ovo de tremátode pode eventualmente desenvolver-se em centenas de adultos.

O ciclo de vida básico é o seguinte:

Ovo-÷ Miracídio- Esporocisto÷ ----------- ÷ Rediae ----- ÷ Cercárias -----

÷ Metacercaariae-÷ adulto.

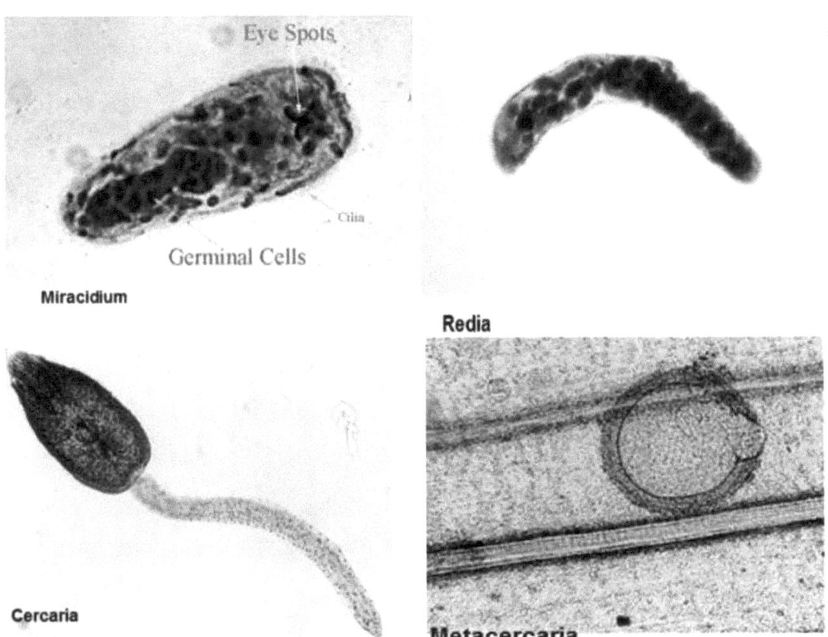

Fig. 45: diferentes fases de crescimento do trematódeo

As famílias importantes são 1. Fasciolidae (mais importante), 2. Dicrocoeliidae, 3. Paramphistomatidae e 4. Schistosomatidae.

Família Fasciolidae

Os membros desta família são grandes vermes em forma de folha. Têm uma extremidade anterior prolongada em forma de cone. A ventosa anterior (oral) está localizada na extremidade deste cone, enquanto a ventosa ventral (acetábulo) está localizada ao nível do ombro. Possui cutícula espinhosa e órgãos internos ramificados. O poro genital mediano é diretamente anterior à ventosa ventral. Os géneros importantes desta família incluem 1. Fasciola, 2. Fascioloides e 3. Fasciolopsis.

Género Fasciola

É a chamada fascíola hepática. É conhecida por causar perda de peso, anemia e hipoproteinemia. Tem duas espécies, 1. *F. hepatica*---> comum em zonas temperadas e frias de grandes altitudes e 2. *F. gigantica*---> predomina nas zonas tropicais.

F. hepatica

É predominante nas zonas temperadas e nas regiões de elevada altitude das regiões tropicais e subtropicais.

Hospedeiros _ ovinos e bovinos, a maioria dos mamíferos

Hospedeiro intermediário _ género de caracóis Lymnea, dos quais *L. truncatula* (caracol anfíbio) na Europa e nas terras altas de África .

Local: i. Ducto biliar ------------- ÷ adultos

ii.   Parênquima hepático ------- ÷ vermes imaturos

iii.   Pulmões, sob a pele, etc. -------- ÷ vermes aberrantes num hospedeiro invulgar como o homem,

cavalo, etc.

Morfologia grosseira: Os adultos são achatados, em forma de folha e de cor cinzento-acastanhada. Têm 3,5 cm de comprimento e 1 cm de largura (fig. 46). Tem uma projeção em forma de cone na extremidade anterior. Mais largo anteriormente do que posteriormente. A extremidade anterior é marcada por ombros distintos e largos. Os bordos convergem caudalmente, pelo que a extremidade posterior é pontiaguda.

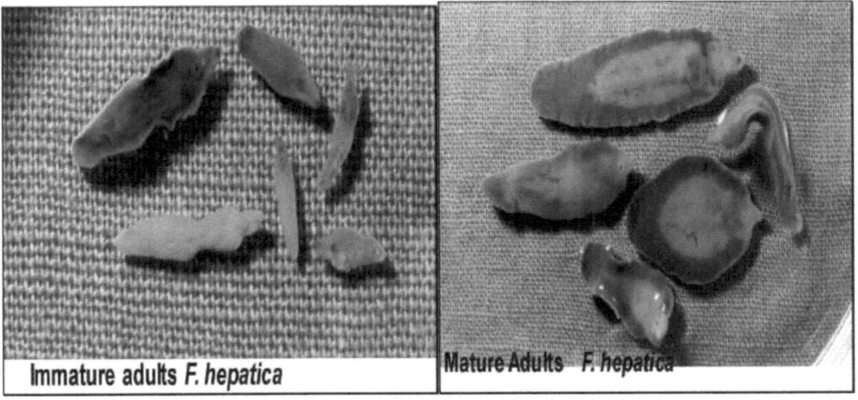

Fig 46: Facíola hepática (lado esquerdo adulto imaturo e adulto maduro no lado direito)

Morfologia microscópica: a cutícula está armada com espinhos que se projectam para trás. As ventosas orais e ventrais podem ser vistas como ovais, operculadas, amarelo-douradas com zigoto quando passadas nas fezes e com cerca de duas vezes o tamanho de um ovo de estrôngilo (fig. 47).

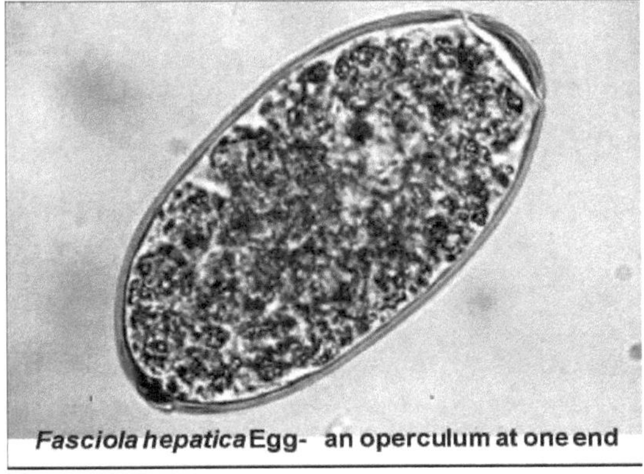

Fig. 47: Ovo operculado de uma extremidade de Fasciola hepatica

Ciclo de vida: é indireto, como indicado na figura seguinte (fig. 48).

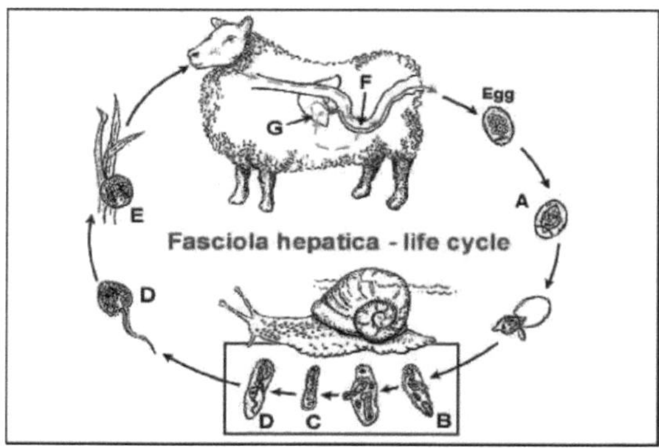

Fig. 48: Ciclo de vida indireto de Faciola hepatica

Na figura acima, A representa um ovo contendo Miracidium, B representa um esporocisto, C representa um Redia, D representa uma Cercaria e E representa uma Metacercaria encistada.

F. gigantica

Hospedeiro intermediário _ Lymnea, *L. natalensis* em África é um caracol essencialmente aquático.

Morfologia: até 7,5 cm, portanto maior do que *F. hepatica* e mais folhosa do que *F. hepatica*. A extremidade cónica é mais curta do que a de *F. hepatica*, não tem ombro ao contrário de *F. hepatica* e os bordos são colaterais, sendo mais largos posteriormente do que em *F. hepatica* (fig. 49).

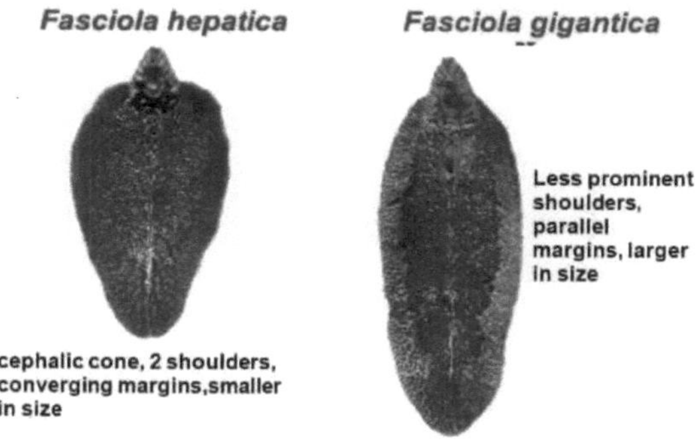

Fig. 49: Diferença morfológica entre Fasciola hepatica e Fasciola gigantica

Ciclo de vida: é o seguinte:

Ovo-÷   Miracidium-----÷   Esporocisto --- ÷ Redia ----- -> Cercaria

÷ Metacercária ------÷ adulto.

Patogénese: Migração no parênquima hepático÷ danos no fígado e hemorragia. Adulto na bílis enquanto se alimenta, os espinhos cuticulares danificam a mucosa biliar.

Sinais clínicos: pode causar uma doença aguda (2-6 semanas após a infeção) que pode ser complicada por infecções concomitantes com uma bactéria chamada "*Clostridium. novyi*", resultando na "doença negra". Fraqueza, mucosas pálidas, dispneia e aumento palpável do fígado com dores abdominais e ascite são sinais no caso agudo.

Pode causar uma doença <u>subaguda</u> quando as metacercárias são ingeridas durante um período mais longo. Os sinais clínicos são uma rápida perda de condição, palidez acentuada das membranas mucosas, fígado aumentado e palpável, edema submandibular ou facial e ascite. A doença <u>crónica</u> é a forma mais comum e ocorre 4-5 meses após a infeção por 200-500 vermes (número moderado de vermes). Clinicamente, há uma perda progressiva de condição, anemia e hipoalbuminemia, resultando em emaciação, palidez das membranas mucosas, edema submandibular e ascite.

Diagnóstico: sinais clínicos, estação do ano, história anterior e exame fecal. Determinação dos níveis plasmáticos de glutamato desidrogenase (GLDH) e gama glutamil transpeptidase (GLD) que são libertados pelas células hepáticas danificadas. A elevação destas enzimas é detectada especialmente depois de os vermes atingirem os canais biliares.

Epidemiologia: Disponibilidade de habitats adequados para os caracóis. Em termos de temperatura, verifica-se uma multiplicação significativa de caracóis e vermes a 15^{oc}. A humidade é também um fator importante tanto para os caracóis como para os vermes.

Tratamento: Os medicamentos mais antigos, como o CCl4, o hexcloretano e o hexaclorofeno, são mais tóxicos. Podem ser utilizados outros medicamentos como o triclabendazol, a rafoxanida, o closantel, o nitroxinil, a brotianida e a oxiclozanida.

Controlo: Redução das populações de caracóis através de esquemas de drenagem, vedação da área, utilização de moluscicida Ex CuSO4, etc. Utilização de anti-helmínticos para reduzir a contaminação das pastagens ou eliminar as populações de vermes.

Género Fascioloides

Fascioloide magna (fig. 50) parasita veados e outros ruminantes na América do Norte.

O hospedeiro intermediário é a Lymena e é o maior verme com até 10 cm sem o cone anterior.

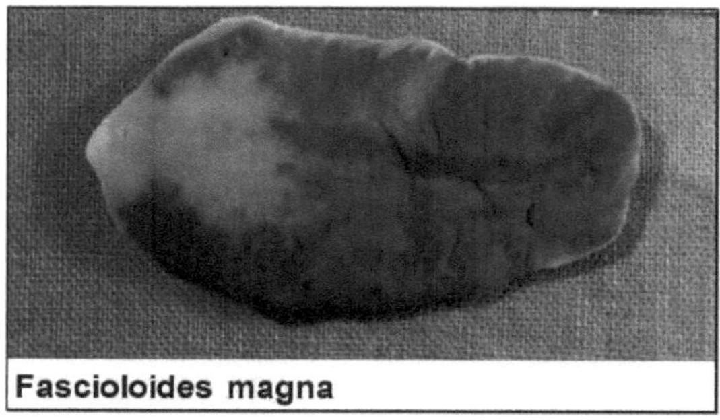

Fig. 50: Fascioloide magna adulto

Género Fasciolopsis

Fasciolopsis buski (fig. 51) encontra-se no subcontinente indiano, incluindo a Índia, o Paquistão, a Ásia e a China. É principalmente um parasita do homem.

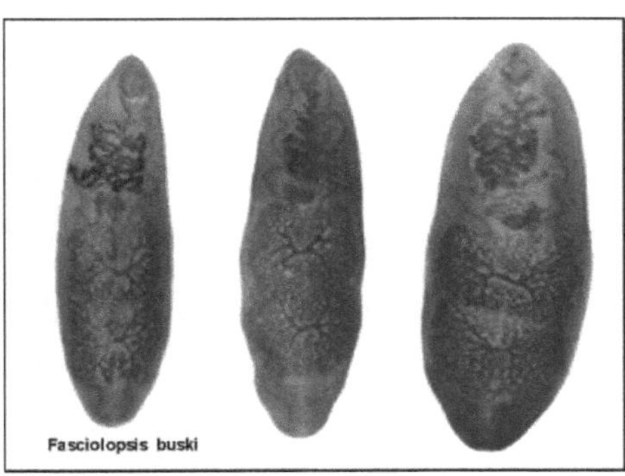

Fig 51: Fasciolopsis buski adulto

Família Paramphistomatidae

Género Paramphistomum

Hospedeiros _ Ruminantes

IH _ caracóis aquáticos, especificamente das espécies Planorbis e Bulinus

Local _ Rúmen e retículo-÷ adultos

_ Duodeno ------------------ ÷ fases imaturas

Espécie _ *P. cervi* & *P. microbothrium*

Morfologia grosseira: Os adultos são de cor vermelha clara. Trata-se de uma verruga cónica, em forma de pera, ligeiramente côncava ventralmente e convexa dorsalmente. Corpo pequeno, carnudo e redondo, semelhante a uma larva, com até 1 cm de comprimento (fig. 52). Cada ventosa no cone e uma ventosa subterminal posterior maior são visíveis.

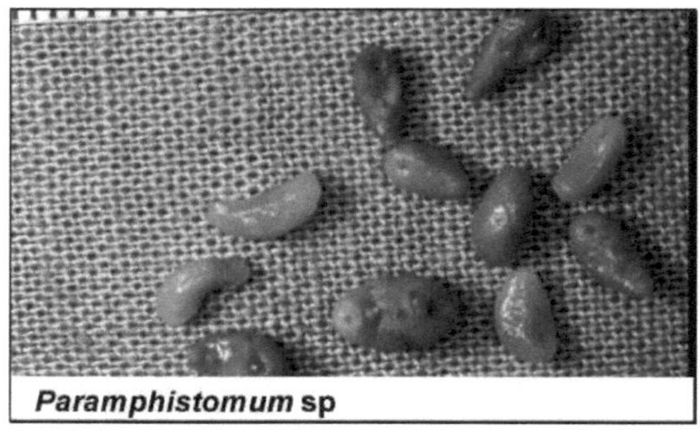

Fig 52: Paraphistomum adulto com o seu aspeto carnudo semelhante a uma larva

Morfologia Microscópica: possui uma grande ventosa sub-terminal posterior. Os ovos são semelhantes aos ovos de Fasciola, mas são maiores em tamanho. A cor é mais clara do que amarela, ao contrário da Faciola, e a casca é transparente. Têm opérculo distinto, células embrionárias distintas e um pequeno botão no pólo posterior (fig. 53). Mas os ovos de Fasciola são mais pequenos e têm uma casca amarela. Apresentam células embrionárias indistintas, mórula excêntrica e opérculo indistinto.

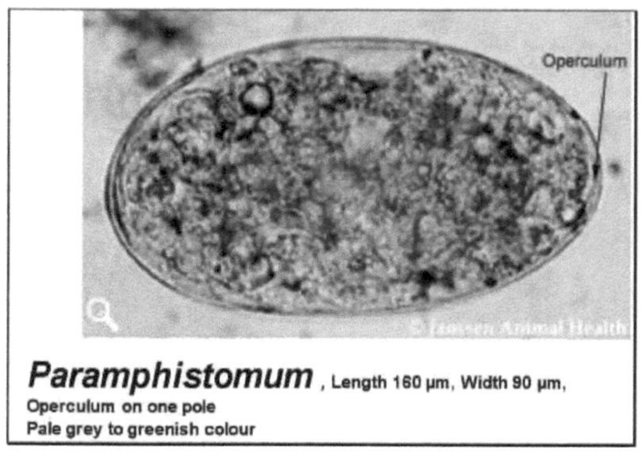

Fig 53: Ovo operculado de Paraphistomum

Ciclo de vida: semelhante ao da Fasciola.

Patogénese: O hábito de se alimentar com um tampão provoca uma erosão grave da mucosa duodenal. Em infecções graves, pode causar enterite, edema, hemorragia e ulceração.

Sinais clínicos: Diarreia e depois anorexia e sede intensa hemorragia rectal seguida de esforço.

Diagnóstico: Exame fecal

Tratamento: Resorantel, Oxyclozanide e Fasinex

Controlo: semelhante a *F. gigantica*

Família Dicrocoeliidae

Género Dicrocoelium (também designado por lanceta)

Hospedeiros: ovelhas, gado, veados e coelhos

IH: 1st caracóis terrestres e 2nd formigas castanhas

Local: Ductos biliares e vesícula biliar

Espécies: *D. dendriticum*

Morfologia macroscópica: muito pequena, com apenas 1 cm de comprimento (fig. 54). É nitidamente lanceolado e semitransparente.

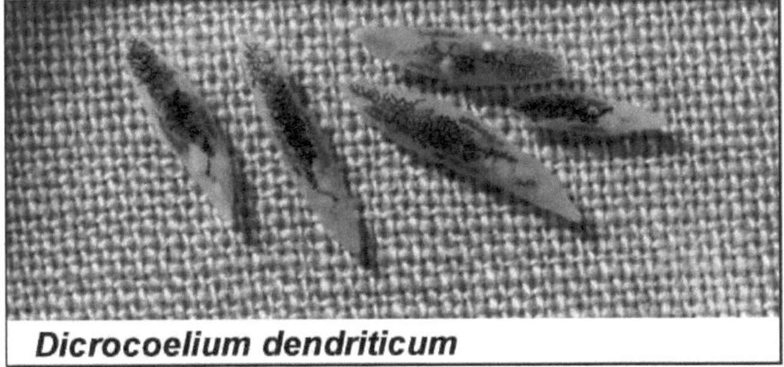

Fig 54: Dicrocoelium dendriticum adulto

Morfologia microscópica: ausência de espinhos na cutícula e os ovos pequenos são operculados castanho-escuros com o lado achatado e têm miracídio quando depositados com fezes (fig. 55).

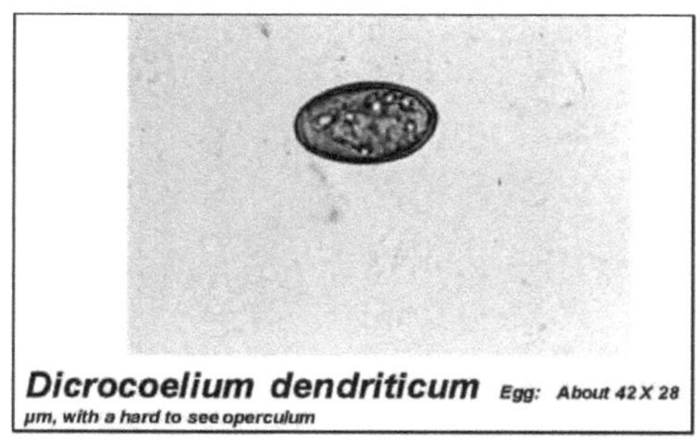

Fig 55: Ovo único de Dicrocoelium dendriticum

Ciclo de vida: Os ovos eclodem depois de ingeridos pelo hospedeiro 1st IH, no qual 2 gerações de esporocistos se desenvolvem para produzir cercárias que são extrudidas em massa. Em seguida, as bolas de lodo das cercárias são ingeridas pelas formigas do 2º ^{nono} hospedeiro para se desenvolverem em metacercárias na cavidade corporal e no cérebro. A lesão do cérebro pelas metacercárias leva a formiga a subir e a permanecer nas pontas das ervas, facilitando a infeção. No hospedeiro final, as metacercárias eclodem no intestino delgado e os vermes jovens migram para o ducto biliar principal e depois para ductos mais pequenos no fígado. Não há migração parenquimatosa.

Patogénese: em caso de infeção grave, há fibrose dos canais biliares, cirrose extensa e distensão dos canais biliares.

Sinais clínicos: normalmente não apresenta sinais. Mas pode ocorrer anemia, edema e emaciação em casos graves.

Epidemiologia: Ao contrário da Fasciola, o IH é independente do ambiente aquático. Os ovos podem sobreviver durante meses em pastagens secas.

Diagnóstico: baseia-se no exame fecal e nos resultados da necropsia

Tratamento: Netobimin a 20mg/kg.

Família Schistosomatidae

Género Schistosoma

Hospedeiro _ ovinos e bovinos, todos os mamíferos domésticos

IH _ caracóis aquáticos Bulinus & Physopsis

Local _ veias mesentéricas - >Habitam os vasos sanguíneos

Espécie _ Principal -÷ *S. bovis, S. mattheei, S. japonicum*

_ Minor-÷ *S. mansoni, S. nsalis, S. Ieiperi, S. spindale, S. incognitum*

Morfologia grosseira: Longa e com aspeto de verme, enquanto os sexos estão separados. A fêmea é delgada e geralmente mais comprida do que o macho (fig. 56). São tremátodes alongados, unissexuais e dimórficos. O macho branco, largo e curto e achatado transporta a fêmea preta na cavidade de uma dobra interior (incurva) das extensões laterais (bordos) do corpo do macho, chamada canal ginecóforo (sulco ventral em forma de calha).

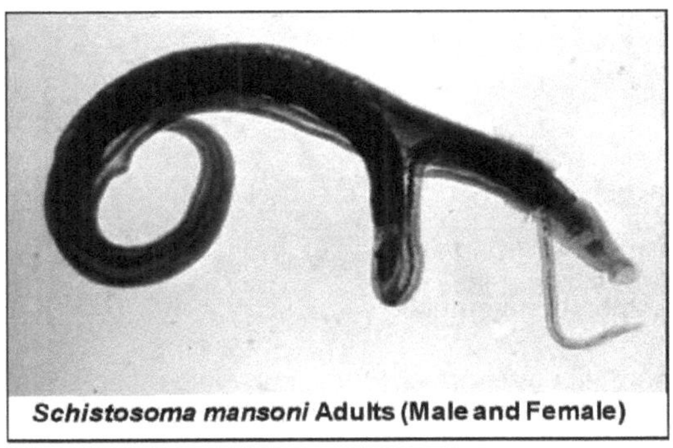

Fig. 56: Macho e fêmea de Schistosoma mansoni

Morfologia Microscópica: as ventosas são fracas, ao contrário da Fasciola. Os ovos são de casca fina. Os ovos fusiformes têm espinhos laterais ou terminais, mas não têm opérculo (fig. 57). A infeção ocorre por penetração na pele do hospedeiro final ou por ingestão de água potável.

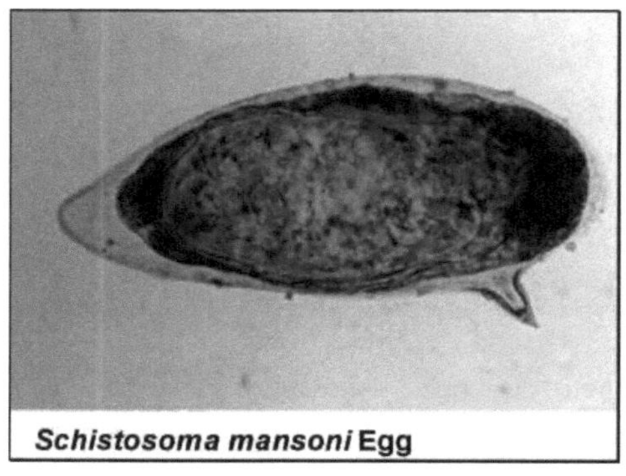

Fig 57: Ovo fusiforme de Schistosoma mansoni com a sua coluna vertebral

Ciclo de vida: Os ovos são auxiliados pelos seus espinhos e enzimas proteolíticas para entrarem através do lúmen intestinal da submucosa intestinal e saírem com as fezes.

Ovo ÷miracídio ---÷   cercárias

÷ adulto.

Patogénese: A deposição de ovos nas veias mesentéricas e a subsequente infiltração na mucosa intestinal provocam respostas inflamatórias e granulomatosas. A hemorragia da mucosa causa anemia e hipoalbuninémia.

Sinais clínicos: diarreia ou disenteria com muco, anorexia, sede, anemia e emaciação.

Epidemiologia e Controlo: semelhante à *F. gigantica* e Paramphistomum, exigindo um meio aquoso.

Diagnóstico: observação e demonstração de ovos caraterísticos nas fezes ou em preparações de sangue e muco das fezes. Demonstração de parasitas nas veias em exames post mortem.

Tratamento: Praziquantel, Niridazol, Trichlorfon. Mas todos podem causar embolia devido à deslocação de vermes danificados.

3.2 CLASSE CESTODA

Os membros desta classe são parasitas longos, segmentados, achatados, quase em forma de fita, e têm um corpo semelhante a uma fita. Uma proglótida contém 1 ou, raramente, 2 conjuntos de órgãos reprodutores masculinos e femininos. Os órgãos reprodutores masculinos desenvolvem-se antes dos femininos e também degeneram antes dos femininos. Os adultos encontram-se geralmente no intestino delgado. O corpo é geralmente dividido em cabeça (escólex), pescoço (área de proliferação curta e não segmentada) e estróbilo (cadeia de segmentos ou proglótides que são separados por constrições transversais e variam em forma e tamanho). As proglótides (segmentos) tornam-se maduras à medida que passam pelo escólex.

Divide-se em duas ordens: 1. Ordem Cyclophyllidea

2. Ordem Pseudophyllidea

Em Pseudophyllidea o escólex tem 2 sulcos musculares longitudinais chamados bothria para fixação. Mas em Cyclophyllidea há 4 ventosas musculares chamadas acetábulos para fixação. Algumas ténias verdadeiras podem ter um organelo semelhante a uma âncora chamado rostelo (cone retrátil anterior). As ténias que têm um rostelo são chamadas ténias armadas, mas as que não têm rostelo são chamadas ténias desarmadas. Exceto em *H. nana*, o ciclo de vida dos cestodes é indireto.

O ciclo de vida básico geral: nas *ténias pseudociclófitas*: Ovo-÷ 6- oncosfera com ganchos (Coracidium)---------------------÷Procercoide (em IH$_1$) -÷ Plerocercoide (em IH2 é infecioso para o hospedeiro definitivo)-÷ Adulto. Enquanto para as ténias Cyclophyllidean: Ovo (embrião de hexacanto)   ÷uma   das   formas   de   larva metacéfala infecciosa

(em desenvolvimento numa IH)   ÷ adulto.

Nos cestodes Cyclophyllidean & Pseudophyllidean, o tipo de fase larvar infecciosa é chamado **metacestodes**. Geralmente, as formas comuns destes parasitas são classificadas da seguinte forma:

1.   **O Procercoid_** tem um corpo sólido e tem um gancho no cercomer

2.   **Plerocercoide _** é alongado; de corpo sólido, apresenta um escólex adulto

3.   **Tetrathyridium _** é uma larva de verme alongada, de corpo sólido com um escólex acetaabular invaginado. Ex. ocorre apenas em Mesocetoididae.

4.   **Cisticercoide _**possui um único escólex não invaginado (evaginado) retirado para uma pequena vesícula sem cavidade. Ex: encontrado em pequenos hospedeiros intermediários como nos artrópodes.

5.   **Cysticercus _** tem um único escólex invaginado em si mesmo numa grande vesícula ou bexiga contendo líquido. Ex. *T. saginata*

6.   **Strobilocercus _** tem um único escólex evaginado (não invaginado) que está ligado à bexiga por um longo e segmentado estróbilo. Ex. *T. taeniaeformis*

7.   **Coenurus _** é uma grande bexiga que contém líquido, com um número de escólices invaginados ligados à parede. Ex. *T. multiceps*

8.   **Hidatide _** é uma grande bexiga contendo líquido, que desenvolve outros cistos chamados cápsulas de cria, nos quais se desenvolvem os escólices. Ex. Equinococo

Ordem Cyclophyllidea

Família Taenidae

Os adultos são encontrados em carnívoros domésticos e no homem e as suas caraterísticas comuns são: o escólex tem 4 ventosas, todos estão armados exceto *T. saginata*, o rostelo está armado com uma dupla circunferência de ganchos, tem um único conjunto de órgãos genitais e os segmentos gravídicos são mais compridos do que largos.

A. Género Taenia

É o género mais importante. Tem importância zoonótica e os estádios larvares denominados *C. bovis* encontram-se nos músculos do gado.

Quadro 5: Hospedeiros finais e intermédios de espécies de Taenia

Adulto	FH	Larva	IH	Local de larvas
T. saginata	Homem	Cysticercus bovis (Sarampo bovino)	Gado	Músculo
T. solium	Homem	Cysticercus cellulosae	Porco, homem	Músculo
T. muticeps	Cão	Coenurus cerebralis	Ovinos, bovinos	CNS
T. hydatigena	Cão	Cysticercus tenuicollis	Ovinos, bovinos, suínos e caprinos	Peritoneu
T. ovis	Cão	Cysticercus ovis (Sarampo das ovelhas)	Ovinos	Músculo
T. pisiformis	Cão	Cysticercus pisiformis	Coelho	Peritoneu
T. serialis	Cão	Coenurus serialis	Coelho	Tecido conetor
T. taeniaeformis	Gato	Cysticerus fasciolaris	Rato, Ratazana	Fígado
T. krabbei	Cão	Cysticercus tarandi	Renas	Músculo

1.   Taenia saginata (Ténia bovina)

Morfologia: O adulto mede até 15 cm de comprimento (fig. 58). Tanto o adulto como a larva não estão armados, ou seja, não têm rostelo nem ganchos. O útero dos segmentos gravídicos de *T. saginata* tem 15-30 ramos laterais em cada lado da haste central, enquanto que em *T. solium* tem apenas 7-12 ramos laterais. Os segmentos grávidos são mais activos e móveis do que em *T. solium*. O *C. bovis* maduro é branco acinzentado com cerca de 1 cm de diâmetro. *A C. bovis* pode ser encontrada em qualquer lugar, mas os locais de predileção são os músculos estriados com elevado fornecimento de sangue, como o coração, a língua, o masséter, o ombro e os músculos intercostais.

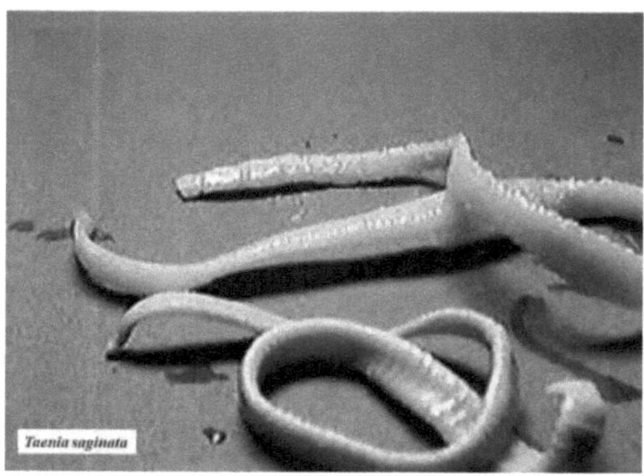

Fig. 58: Taenia saginata adulta

Ciclo de vida: Cada estróbilo contém cerca de 250.000 ovos e a ingestão de carne crua ou inadequadamente cozinhada resulta em infeção no homem.

Patogénese: nos músculos dos bovinos não está associada a qualquer sinal, embora experimentalmente cause miocardite grave e insuficiência cardíaca (fig. 59). No homem causa diarreia e dores de fome.

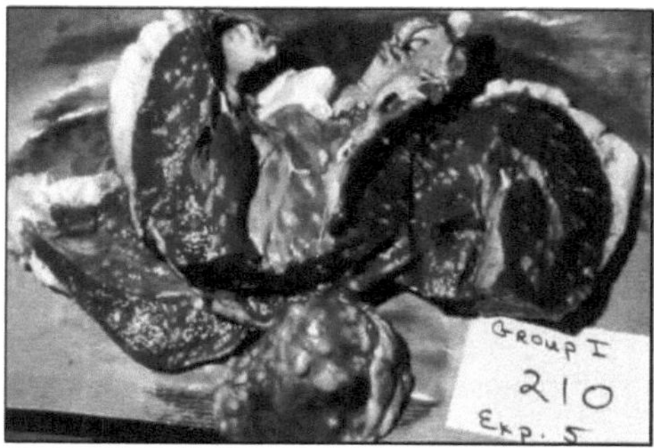

Fig 59: Cisticercos no micocárdio da vaca

Epidemiologia: Mãos contaminadas de criadores de gado que provocam a infeção precoce dos vitelos -÷ saneamento deficiente. É rara a infeção pré-natal de vitelos. O uso de esgoto humano como fertilizante e a dispersão de ovos *de T. saginata* por aves foram observados no passado.

Diagnóstico: é feito através de uma inspeção adequada da carcaça.

Tratamento: O Praziquantel tem eficácia na larva em condições experimentais.

Controlo: Elevados padrões de saneamento humano. Congelar as carcaças infectadas a 10°c durante 10 dias. Se houver mais de 25 *C. bovis*, destruir a carcaça. Evitar a utilização de lamas humanas como fertilizante e educar a sociedade.

2. *Taenia solium* (Ténia do porco)

Os adultos ocorrem no homem e estão armados. As fases larvares denominadas *C. cellulosae* ocorrem nos músculos do porco. As fases larvares podem desenvolver-se no homem e são a zoonose mais patogénica.

Ciclo de vida: O homem pode ser infetado com ovos de *T. solium* por ingestão ou auto-infeção por peristaltismo reverso.

Patogénese: Inaparente em suínos e depende da localização do quisto. No homem, as fases larvares no SNC podem causar perturbações mentais.

Tratamento: Não em suínos e no homem o praziquantel e o albendazol têm alguma ajuda.

Controlo: Aplicação da regulamentação relativa à inspeção da carne e dos procedimentos de congelação. Exclusão dos suínos do contacto com fezes humanas. Cozedura cuidadosa da carne de porco e normas adequadas de higiene pessoal.

3. *Taenia asiatica* (*Taenia asiática ou de Taiwan*)

Possui rostelo rudimentar no escólex. Também tem ramos uterinos muito curtos com um grande número de ramos uterinos nas fêmeas. Os IHs são o porco, o porco selvagem, o gado bovino, a cabra e o macaco. A fase larvar encontra-se principalmente nos fígados dos IHs. Na superfície da bexiga larvar, apresenta uma formação semelhante a uma verruga. Existe em países como Taiwan, China, Malásia, Filipinas, Birmânia, Etiópia, Indonésia, Madagáscar, Tailândia, República da Coreia e Polónia.

Taenia em cães e gatos

4. *Taenia multiceps*

a sua fase larvar denominada *Coenurus cerebralis* (larva neurotrófica)

O Coenurus cerebralis amadurece no SNC dos ovinos quando os ovos são ingeridos e provoca coenurose ("gid" ou "cambaleia") nos ovinos e movimentos circulares nos ovinos.

5. *Taenia hydatigena*

a sua fase larvar denominada *C. teunicollis*. As oncosferas são infecciosas para ovinos, bovinos e suínos. São transportadas e fundem-se na superfície do fígado e do peritoneu, causando hepatite cisticercosa.

6. *Taenia ovis*

A sua fase larvar chama-se *C.ovis* e tem um ciclo de vida semelhante ao da *T. saginata*. Tem um grande valor estético

7. *Taenia pisiformis*, 8. *Taenia serialis*, 9. *Taenia taeniaeformis* (fig. 60) são todas outras espécies importantes de Taenia.

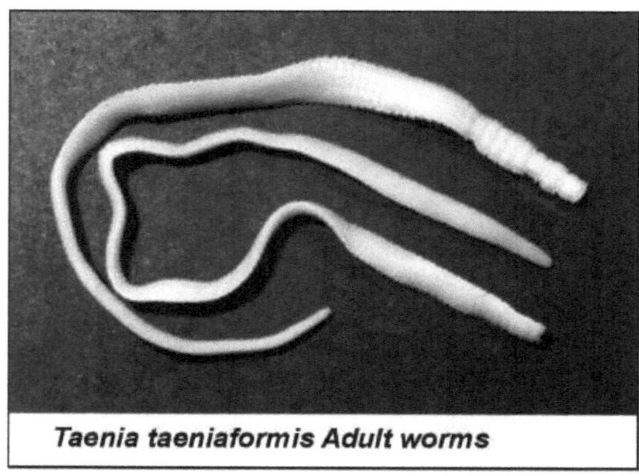

Fig. 60: Taenia taeniaformis adulta

8. Género Echinococcus

É um dos mais pequenos cestodes dos animais domésticos. Tem apenas duas espécies _ *E. granulosus* (ténia do cão anão) e *E. multilocularis* (ténia da raposa anã). *O E. granulosus* tem duas estirpes viz: *E. g. granulosus* & *E. g. equines*(infecta equinos).

Equinococo granuloso

Hospedeiro: *E. g. granulosus* - ÷cão e muitos canídeos selvagens

E. g. equinus---------------------- ·÷cão e raposa vermelha

Hospedeiro intermediário:- Ruminantes domésticos, homem, porco, ruminantes selvagens Por exemplo÷

granulosus. No cavalo e no burro ----------------------------------- ÷ *Por exemplo, equinus*

Local: Adultos -------------- ÷ no intestino delgado

Quistos hidáticos------------ ÷ principalmente no fígado e nos pulmões

Morfologia macroscópica: possui escólex e apenas 3 ou 4 segmentos com apenas 6 mm de comprimento (fig. 61 e 62). O segmento gravídico terminal ocupa metade de todo o segmento.

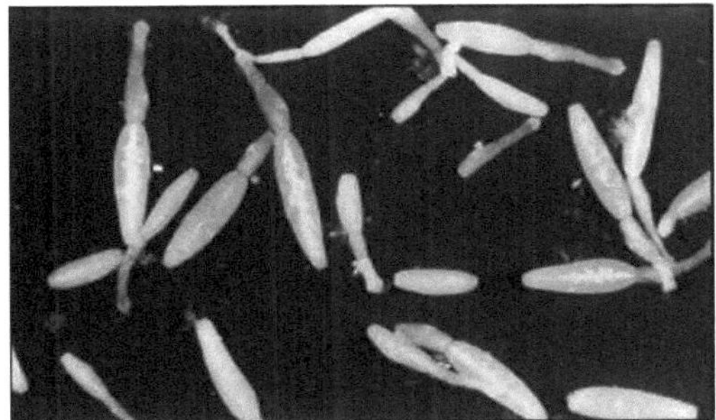

Fig 61: Echinococcus granulosus adulto

Morfologia Microscópica: Cada segmento tem apenas 1 abertura genital. O embrióforo é radialmente estriado e contém 6 oncóforos em forma de gancho.

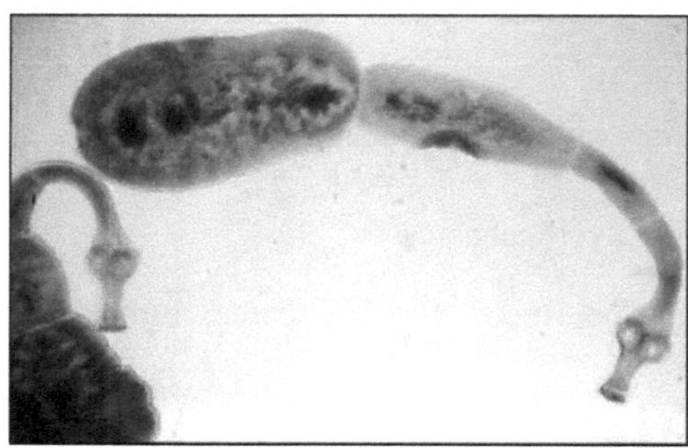

Fig. 62: Equinococo granuloso corado

Ciclo de vida: O IH é infetado pela ingestão de oncosferas que viajam através do sangue para o fígado ou através da linfa para os pulmões. O crescimento do quisto hidático é muito lento, amadurecendo em 6-12 meses. Formam-se quistos filhos dentro ou fora do quisto-mãe e são transportados para os órgãos (fig. 63). Nos pulmões e no fígado, os quistos podem atingir um diâmetro de 20 cm e um diâmetro maior na cavidade abdominal (fig. 64).

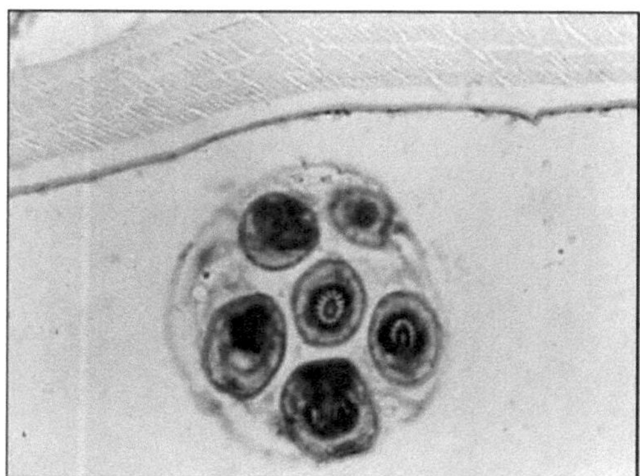

Fig. 63: Secção transversal de um quisto hidático com quistos filhos contendo protoscolos

Patogénese: Adultos não patogénicos em cães. No matadouro, as infecções revelam-se em órgãos como o rim, o pâncreas, o SNC, a medula óssea, etc. A pressão exercida pelos quistos em crescimento provoca uma variedade de sinais clínicos.

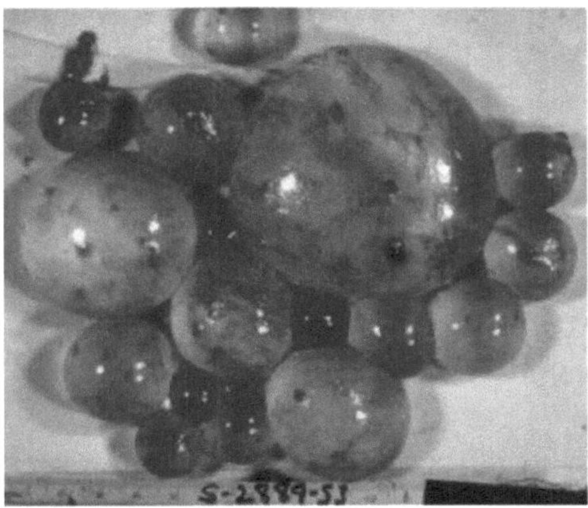

Fig. 64: Quisto hidático extraído de um órgão humano

Epidemiologia: O cão, o hospedeiro final, é infetado ao alimentar-se de miudezas de ruminantes. As fezes dos ovinos são altamente infecciosas para o cão. O homem é infetado acidentalmente pelas peles dos cães ou por vegetais e outros alimentos contaminados.

Diagnóstico: Como entidade clínica, é raramente suspeitada em animais. Os testes serológicos no homem são o método mais comummente utilizado. No intestino delgado do cão, o parasita adulto é visto como pequenas papilas delgadas.

Tratamento: Mais difícil do que a Taenia. O Praziquantel é altamente eficaz

Controlo: Tratamento regular dos cães e evitar o acesso dos cães ao matadouro. Eliminação de cães vadios. Eliminação correta das carcaças de ruminantes.

Família Anoplocephalidae

1. **Género Anoplocephala**

São ténias de herbívoros. O escólex não tem rostelo nem ganchos e a sua fase intermédia é um cisticercoide.

Hospedeiros _ cavalos e burros

IH _ Oribatide --> ácaros forrageiros

Sítio _ Intestino delgado e intestino grosso--->adultos

_ Cysticercoids ------------ > nos ácaros

Espécies: *A. perfoliata* (escólex com lapelas) e A. *magna* (escólex sem lapelas). *A. mammillana (*ténia anã e com escólex estreito). Em ambas as espécies, os ovos são esféricos irregulares ou triangulares.

Morfologia macroscópica: são os únicos cestodes adultos encontrados em equídeos. Tem o aspeto de uma grande verruga branca e pode atingir 20 cm de comprimento.

Morfologia Microscópica: Não possui rostelo e ganchos, ou seja, não está armado. O escólex é arredondado e o pescoço é muito curto, uma vez que o estróbilo se alarga rapidamente. As proglótides são mais largas do que compridas e cada proglótide tem apenas um conjunto de órgãos reprodutores masculinos e femininos. Possui uma lapela atrás de cada uma das 4 ventosas. *A. magna* é mais comprida até 80 cm e não tem uma lapela no escólex. Os ovos são irregularmente esféricos ou triangulares. As oncosferas são suportadas por um par de projecções designadas por aparelho piriforme.

Patogénese: No local de fixação na junção iliocaecal causa ulceração e depois intussusceção. A obstrução intestinal e a perfuração da parede intestinal e a enterite hemorrágica catarral ou estão associadas a uma infeção grave.

Sinais clínicos: Na maior parte dos casos, não há sinais e há falta de apetite, enterite e cólicas. **Diagnóstico:** demonstração de ovos típicos no exame fecal **Tratamento:** O pirantel em doses elevadas é eficaz.

2.   **Género Moniezia**

Hospedeiro _ ruminantes

IH _ Oribatidae---> ácaros forrageiros

Local _ intestino delgado-->adultos

Cysticercus nos ácaros forrageiros

Espécie _ *M. expansa* ------>Ovinos e caprinos, raramente bovinos.

_ *M. benedeni* -------------->principalmente gado

Morfologia: são mais compridas até 2 m de comprimento e não estão armadas, possuindo apenas ventosas. Os segmentos são mais largos do que compridos e contêm dois conjuntos de órgãos genitais visíveis lateralmente com o olho com pescoço. Em *M. expansa*, as glândulas interprogióticas no bordo posterior de cada segmento estendem-se ao longo de toda a largura do segmento, ao passo que em *M. benedeni* se limitam a uma pequena fila perto do meio do segmento. Os ovos são irregularmente triangulares ou piramidais em *M. expansa*, mas são quadrados ou cubóides em *M. benedeni* e têm um aparelho piriforme bem definido (fig. 65a).

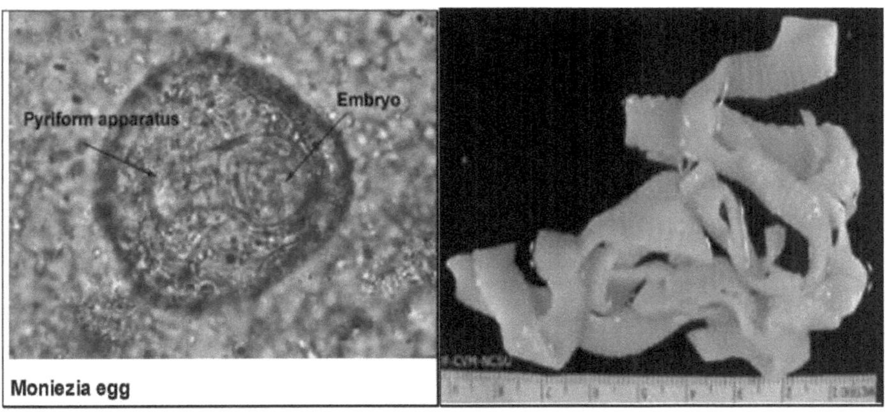

Fig 65a: Ovo embrionado de Moniezia   Fig. 65b: Parasita Moniezia adulto

Patogénese: as infecções graves estão associadas à falta de apetite, diarreia e obstrução intestinal.

Sinais clínicos: Geralmente não apresenta sintomas, mas pode causar insónias, diarreia, sinais respiratórios e até convulsões.

Epidemiologia: Está relacionada com os períodos de atividade dos vectores de ácaros forrageiros durante o verão **Diagnóstico:** Presença de proglótides e ovos maduros nas fezes.

Tratamento: Niclosamida, praziquantel, bunamidina e benimidazóis.

Família Dilepididae

Género Dipylidium

É também designada por ténia de dois poros ou ténia das sementes de pepino

Hospeda _ cães e gatos, raramente homens

IH _ pulgas como *C. canis*, *C. felis* e *Pulex irritans*

Piolhos como o *Trichodectes canis*. -

Local _ adultos no intestino delgado de cães e cisticercoide em pulgas e piolhos

Espécie _ *D. caninum*

Morfologia grosseira: Assemelham-se a sementes de pepino e os Proglittids são alongados com um aspeto

grão de arroz grande. O seu comprimento pode atingir 50 cm (fig. 66).

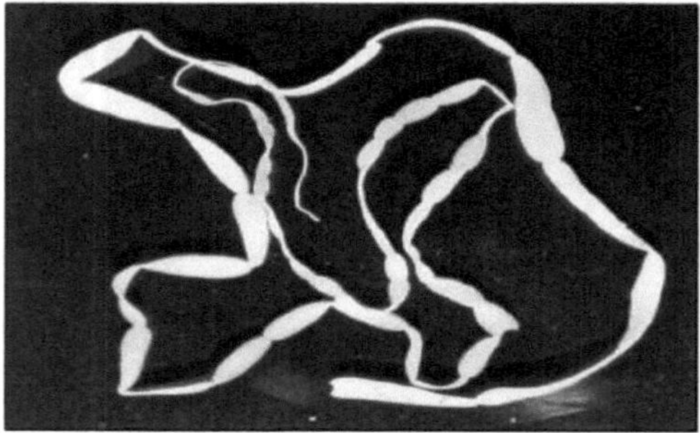

Fig 66: Adulto de Dipylidium caninum

Morfologia Microscópica: o escólex tem um rostelo protrusível (retrátil) e armado com 4 ou 5 filas de pequenos ganchos. O segmento tem 2 conjuntos de aberturas de poros genitais em cada

margem. Os ovos são eliminados com as fezes em pacotes de ovos (casulos) contendo 3-30 ovos (fig. 67).

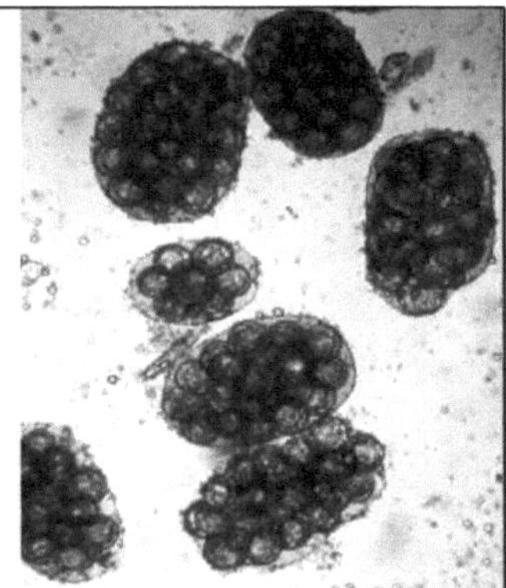

Fig 67: embalagem de ovos de Dipylidium caninum

Ciclo de vida: Todas as fases do piolho que pica podem ingerir oncosferas, mas apenas as fases larvares da pulga podem ingeri-las.

Diagnóstico: Demonstração de pacotes de ovos no exame fecal.

Tratamento: O nitroscancte e o praziquantel devem ser seguidos de um tratamento inseticida.

Família Davaineidae

1.   Género Davainea

É o cestode mais patogénico das aves de capoeira.

Hospedeiros_ galinha doméstica e pombo

Hospedeiros intermediários _ lesmas e caracóis terrestres

Local _ adultos- ÷ intestino delgado, Cysticercoid -- ÷em lesmas e caracóis

Espécies - *D. proglottina*

Morfologia: é um pequeno cestode de até 4 mm de comprimento. Possui apenas 6-9 segmentos. Tanto o rostelo como as ventosas têm ganchos.

Patogénese: O escólex com duas armas permite uma penetração profunda na mucosa duodenal, causando assim enterite hemorrágica, atraso no crescimento e fraqueza.

Tratamento: Nicolosamida ou butinorato

2. Género Raillietina

Anfitriões - galinha e peru

Hospedeiros intermediários - formigas e besouros

Espécie - *R. echinobothrida*

Morfologia: possui ganchos no rostelo e nas ventosas. Os ovos estão contidos em cápsulas de ovos no segmento gravídico.

Patogénese: causa nódulos caseosos na parede intestinal

Tratamento: tal como descrito para a Davainea

Família Mesocestoididae

São cestódeos de carnívoros e aves domésticas (aves) e têm uma importância veterinária menor. Dois estádios metacestódeos 1st um cisticercoide num inseto e o 2nd uma forma larvar sólida um tetratirídio num hospedeiro vertebrado.

Género Mesocestoides

Adulto encontrado no SI de cães, gatos e carnívoros selvagens tendo até 40 cm de comprimento. Possui escólex desarmado com quatro ventosas. O cão ou o gato, para além de serem hospedeiros definitivos, podem também albergar tetratirídios na sua cavidade peritoneal e esta fase, que mede até 1,0 cm, tem a capacidade de se multiplicar assexuadamente e as infecções maciças daí resultantes podem produzir ascite grave.

Família Thysanosomidae

1. **Género Stilesia:** Extremamente comum nos ovinos e a espécie é *S. hepatica* e encontra-se nos canais biliares dos ovinos mais magros. O IH é provavelmente um ácaro Oribatid e os ovos possuem um aparelho piriforme.

2. **Género Avitellina:** é importante em ovinos e outros ruminantes. A segmentação é pouco marcada, pelo que se assemelha a uma fita.

Ordem Pseudophyllidea

São também chamadas pseudotênias, ao contrário dos eucestoda (tênias verdadeiras). O escólex não tem ventosas, mas sim duas ranhuras longitudinais ou bístrias para se fixar. A casca do ovo é espessa, castanha e operculada.

Género Diphyllobothrium (ténia dos peixes)

Anfitriões _ homem, cão, gato, porco e porco polar

IH _ Crustáceo copépode seguido de peixe de água doce

Espécie- *D. latum*

Morfologia

É uma ténia muito comprida que pode atingir 20 m de comprimento (fig. 68). Tem um escólex desarmado com duas fendas longitudinais no aspeto lateral do escólex, denominadas bothria. O útero abre-se para o ambiente exterior, pelo que os ovos saem continuamente dele para se misturarem com as fezes, ao contrário das ténias ciclofilídeas que têm o útero fechado. Os segmentos maduros têm uma forma quadrada com um poro genital central.

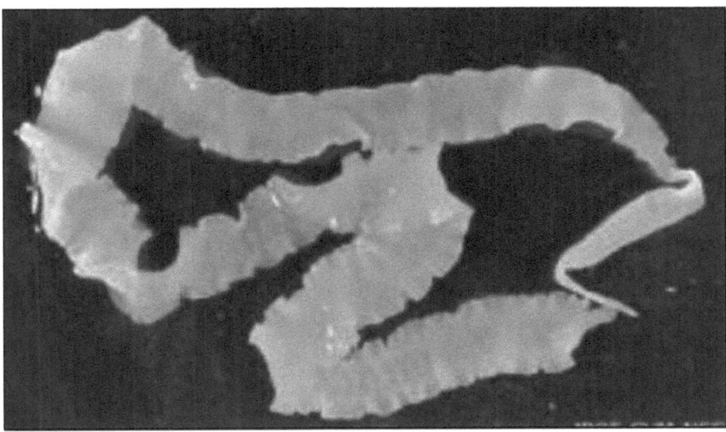

Fig. 68: Parasita adulto de Diphyllobothrium

Ciclo de vida: Os ovos são continuamente libertados dos poros genitais. Os ovos assemelham-se aos ovos *de F. hepatica*, mas têm cerca de metade do tamanho (fig.

69).

❖ O ovo eclode e dá origem a:÷ Coracidim (infecioso para o crustáceo 1stIH) -÷

Procercoid --

÷Plerocercoide (infecioso para a FH dos peixes através da ingestão de crustáceos)

-÷ Adulto.

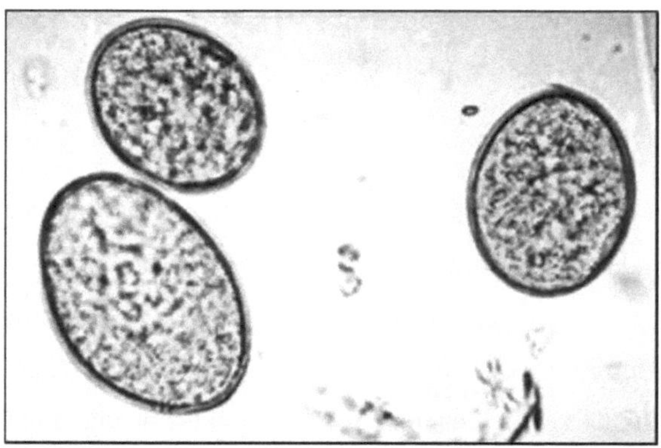

Fig 69: ovos do parasita Diphyllobothrium

Patogénese: o verme da fita absorve uma enorme quantidade de vitamina B_{12} (importante para a formação de RBc) 10-15 vezes mais do que as ténias ciclofilídeas do intestino, causando anemia hipocrómica macrocítica.

Sinais clínicos: Sinais inespecíficos como dor abdominal, perda de peso, etc.

Epidemiologia: Acesso de esgotos humanos a lagos de água doce e ingestão de peixe não cozinhado. O cestode produz poucos ovos férteis noutros hospedeiros que não o homem.

Diagnóstico: Deteção de ovos caraterísticos nas fezes.

Tratamento: Praziquantel e niclosamida no parasita adulto.

4. REFERÊNCIAS

1. Parasitologia veterinária num relance: 1st ed. Por Mandal, S.C. (2006).

2. Parasitologia veterinária: 3rd ed. Por Taylor, Coop e Wall (2007).

3. Parasitologia clínica veterinária: 7th ed. Por Zajac, A.M. e Conboy, G.A. (2006).

4. Manual de referência de parasitologia veterinária: 5th ed. Por Foreyt, W.J. (2001).

5. Echinoccoccus e doença hidática: Thompson, R.C.A. e Lymbery, A.J. (1995).

6. Atlas de Helmintologia e Protozoologia Médica. 4th ed. Por Peter L. Chiodini, Anthony H. Moody e David H. Manster. (2001).

8 . Enciclopédia de Parasitologia. 3rd ed. Editor Heinz Mehlhorn. Springer (2008).

9 . Parasitas internos de cães e gatos: Manual de Diagnóstico. Pelo Dr. Byron Blagburn. Novartis Animal Health US (2010).

10 Nematódeos Parasitas de Vertebrados: seu Desenvolvimento e Transmissão. 2nd ed. Por R.C Anderson (2000).

11 Doenças Parasitárias dos Mamíferos Selvagens. 2nd ed. Por Williams M. Samuel, Margo J. Pypus e A. Alan Kcan (2001).

12 Manual de Diagnóstico das Infecções Parasitárias dos Animais Domésticos. Por Johannes Kaufman (1996).

13 The Practical Veterinarian. Parasitologia Veterinária. Por Lora Rickard Ballweber (2001).

14 Parasitologia Veterinária. 2nd . Por G M Urquhart, J Armour, J L Duncan, A M Dunn e F W Jennings.

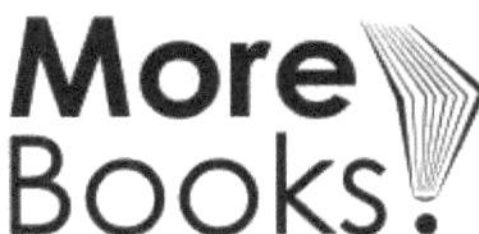

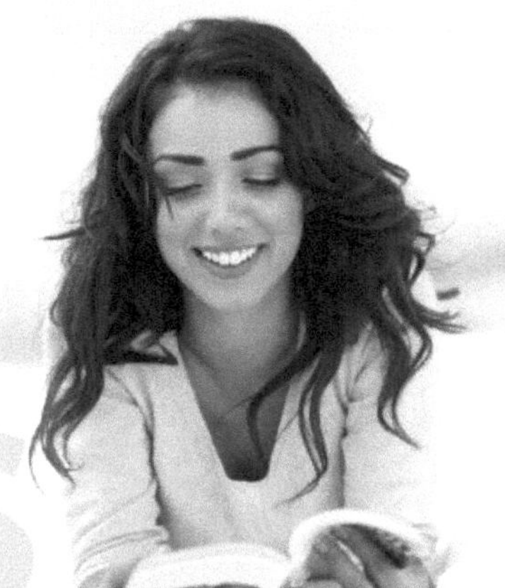

I want morebooks!

Buy your books fast and straightforward online - at one of world's fastest growing online book stores! Environmentally sound due to Print-on-Demand technologies.

Buy your books online at
www.morebooks.shop

Compre os seus livros mais rápido e diretamente na internet, em uma das livrarias on-line com o maior crescimento no mundo! Produção que protege o meio ambiente através das tecnologias de impressão sob demanda.

Compre os seus livros on-line em
www.morebooks.shop

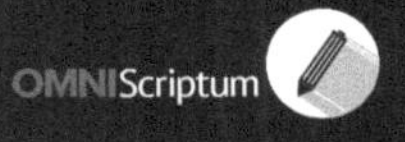

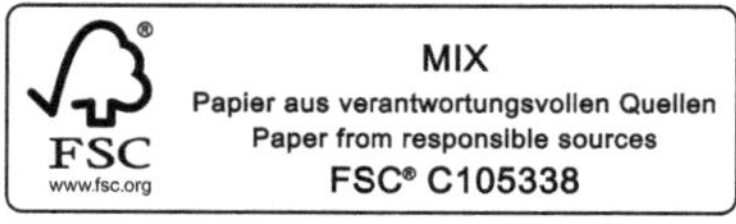

Printed by Books on Demand GmbH, Norderstedt / Germany